泌尿器専門医が教える！

健康長寿の人が毎日やっている前立腺とホルモンにいいこと

医師・医学博士
持田 蔵

自由国民社

はじめに

この本を手に取っていただき、ありがとうございます。

「前立腺」「ホルモン」というキーワードが気になったあなたは、次のような悩みをお持ちかもしれません。

「50歳を過ぎて、体力や筋力が落ちるペースが早くなった気がする」
「精神的にも、イライラすることが増えた」
「ここだけの話、尿モレをしている」
「眠りが浅いし、性欲も落ちてきた…」

この本は、こうした悩みを持つあなたのために書きました。

これら中高年男性の悩みは、「男性更年期」によくある症状です。

男性更年期とは、男性ホルモンが減ることによって、身体と心にさまざまな症状が現われること。

いま日本では40代以降の6人に1人が隠れ男性更年期といわれており、8人に1人には尿モレがあるとされています。眠りは浅くなり、理由もなくイライラ・不安が募ってくる人も多くいます。

こうした症状は更年期によるホルモン分泌と、その影響による前立腺の不調が関係しています。

人生100年時代という言葉が流行ってしばらく経ちますが、まだまだ先は長いのに、その半ばで多くの男性が衰えを実感しはじめています。

しかし更年期というと女性ばかりが注目されており、男性に関する情報は意外と少ないのです。

加えて男性は女性と違って更年期の自覚に乏しいため、ちょうどその中間地点である「50歳」が男性の心身にとって大きな分かれ目であることを知らず、残念ながら放置してしまっている人が多いのが実情です。

本書は50歳代以降の男性に急増するこれらの悩みを、スッキリ解消します。
読んでいただくだけで漠然とした不安が消えていき、読後は生活習慣をどう変えるべきかがわかった状態になれます。そして心身共に張りのある生活を送る用意が出来ていることでしょう。

私は医師として、また泌尿器科の専門医として、これまで多くの前立腺の治療に携わってきました。前立腺肥大症に対する手術治療では、世界でも数少ない手術のライブデモンストレーターとして、海外の医師（米国、スペイン、韓国等）の訪問を受け入れ、指導も行ってきました。

そうした長年の経験と知識を元に、あなたに年を取っても快活に、むしろますます元気に過ごすための心構えと生活習慣をわかりやすくお伝えしたいと思い、筆を執りました。

ホルモンといってもその種類も多く、働きも多岐にわたっており、一般の方はなかなかイメージしにくいと思います。それだけに、つい不調を放置してしまうことも多いのが実情でしょう。

でも大丈夫。ホルモンを知り、整えることであなたの「元気」は取り戻せます。
その第一歩を、この本と共にぜひ踏み出しましょう。

この本を読んだあなたの前立腺やホルモン分泌が改善し、男性更年期の症状が軽くなり、まだまだ長い今後の人生がより明るいものになれば、これにまさる喜びはありません。

持田 蔵

目次

第1章 元気のコツは「遅寝」早起き

第2章 若さの維持イコール「筋肉」の維持

第3章 活力の源は「食事」にあり

第4章 オトコらしさはこの「ホルモン」で決まる

第5章 「前立腺」とうまく付き合う法

序章

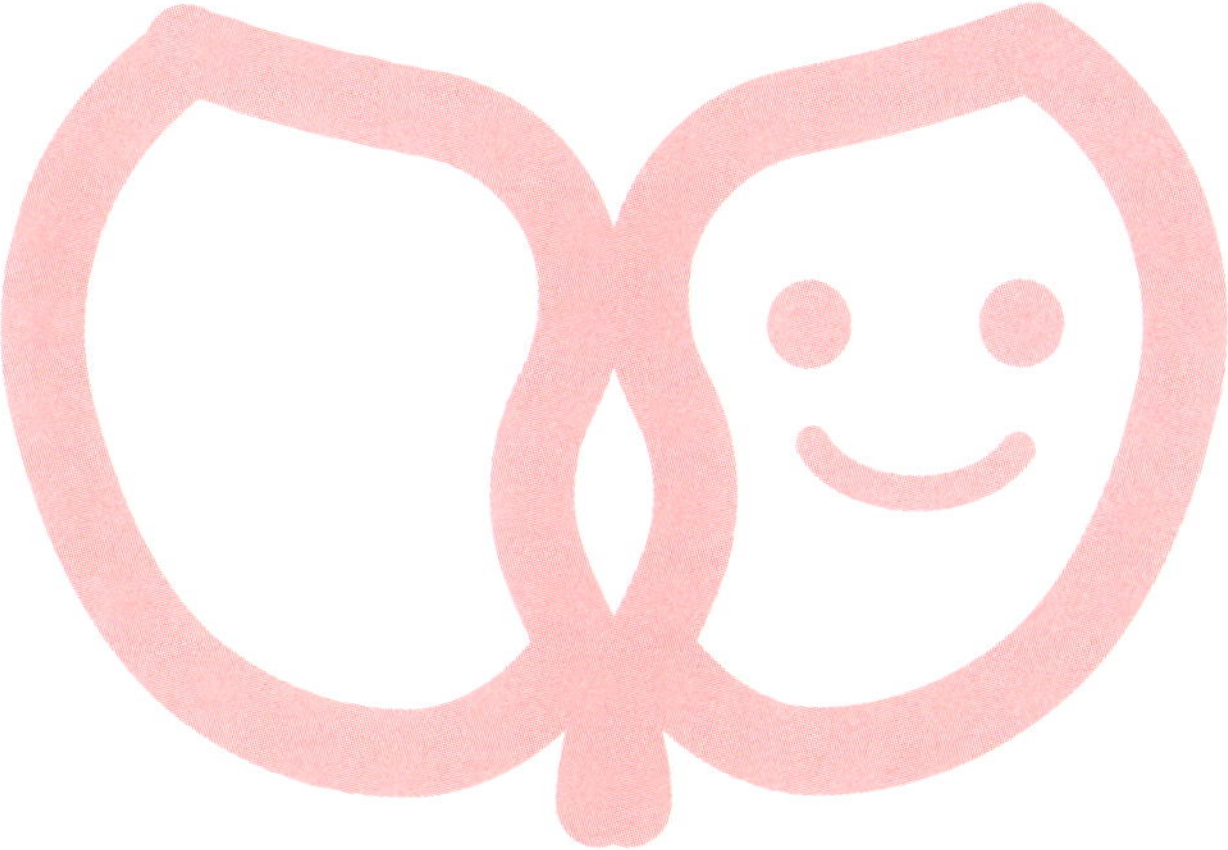

受け身の生活は、認知症と短命のはじまり!?

50歳が分かれ目。男の老後は知識で変わる

油断しがちな男性更年期

50歳。

心身両面で、大きな変化の起こる年齢です。

よく知られているのは「更年期」という言葉でしょう。女性の更年期が注目されがちですが、男性にも更年期はあります。

むしろ注目が少ない分、油断して対応が遅れたり、症状が深刻になってしまうことが多いのが男性更年期です。


たとえば、身体症状。

疲れやすさや発汗、ほてり、頻尿などに加えて、筋肉痛や関節痛などの痛みを感じやす

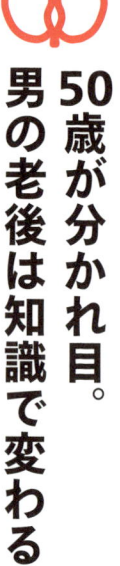

くなります。

骨が減ることで、骨粗しょう症になるリスクも上がります。

筋肉が減ることで太りやすくなり、メタボリックシンドローム、いわゆる「メタボ」にもなりやすくなります。メタボは内臓脂肪型の肥満に高血圧や高血糖などが組み合わさったものですから、生活習慣病にもなりやすく、心臓病や脳卒中などのリスクも上がってしまいます。


性機能にも影響があります。

性欲が落ちたり、ＥＤ（勃起不全）になる人も多くいます。50歳代では約20％ですが、60歳代になると日本人男性の40～60％がＥＤになるとも言われています。


前立腺肥大症もこの時期に起こりがちです。

これは加齢によってホルモンバランスが崩れることで前立腺が大きくなり、尿道を圧迫して排尿の効率が悪くなる病気です。60歳以上の男性の約半分、85歳以上では実に約９割もの男性がなると言われています。

精神的な症状も伴います。
イライラや不安、うつといった症状から、不眠や集中力の低下も、男性更年期の症状です。物覚えが悪くなったり、何事にも関心が持てなくなってしまう、といった症状もあります。

このように、心身両面に幅広い症状が出てしまうのが男性更年期。
正確には「男性更年期障害（加齢男性性腺機能低下症／ＬＯＨ症候群）」といい、日本人の患者数は約６００万人といわれています。

男性更年期が起こる理由とは？

50歳頃から心身にさまざまな変化が起こるのには、男性ホルモンの減少やストレスが影響しています。

男性ホルモンといえば、よくイメージされるのは筋肉を増やしたり、体毛を生やしたり、骨を丈夫にすることでしょう。また性欲を高めたり、精子を作るといった作用も比較的よく知られています。

しかし男性ホルモンの働きは、それにとどまりません。内臓脂肪がつくのを抑える効果や、動脈硬化を防ぎ血管を健康にする効果、造血作用などもあります。不安を抑えて心を整える効果もあり、判断力や記憶力など、認知機能にも関係している可能性も近年指摘されています。

こうした幅広い働きが弱まるのですから、心身にさまざまな影響があるのは当然と言えます。

なお男性ホルモンの約95％は「テストステロン」で、精巣でつくられています。他には副腎でつくられる「ＤＨＥＡ（デヒドロエピアンドロステロン）」と「アンドロステンジオン」などもあります。

これらの男性ホルモンのうち、加齢によって減少するのは主にテストステロンとＤＨＥＡの２つです。

50歳頃を境に、男性ホルモンの大半を占めるテストステロンの分泌が徐々に減少してくることで、先のような心身の症状が現れてくるのです。

男性の更年期障害は女性より長く続く

女性と男性の更年期違い

男性更年期の特徴としては、「ホルモンの減少に終わりがない」ことが挙げられます。

女性の場合は一気にホルモンの減少が起こり、閉経前後約5年ずつで状態が安定します。

そのため更年期症状も、その期間内で落ち着いてきます。

しかし男性の場合は、ホルモンの減少が緩やかな分、長く続きます。

図を見てもわかるように、男性はホルモンの減少に終わりがないため、症状の安定に必要な期間も存在しません。

自覚症状も弱いまま少しずつ長年をかけて進行していくため、意識しにくいのです。

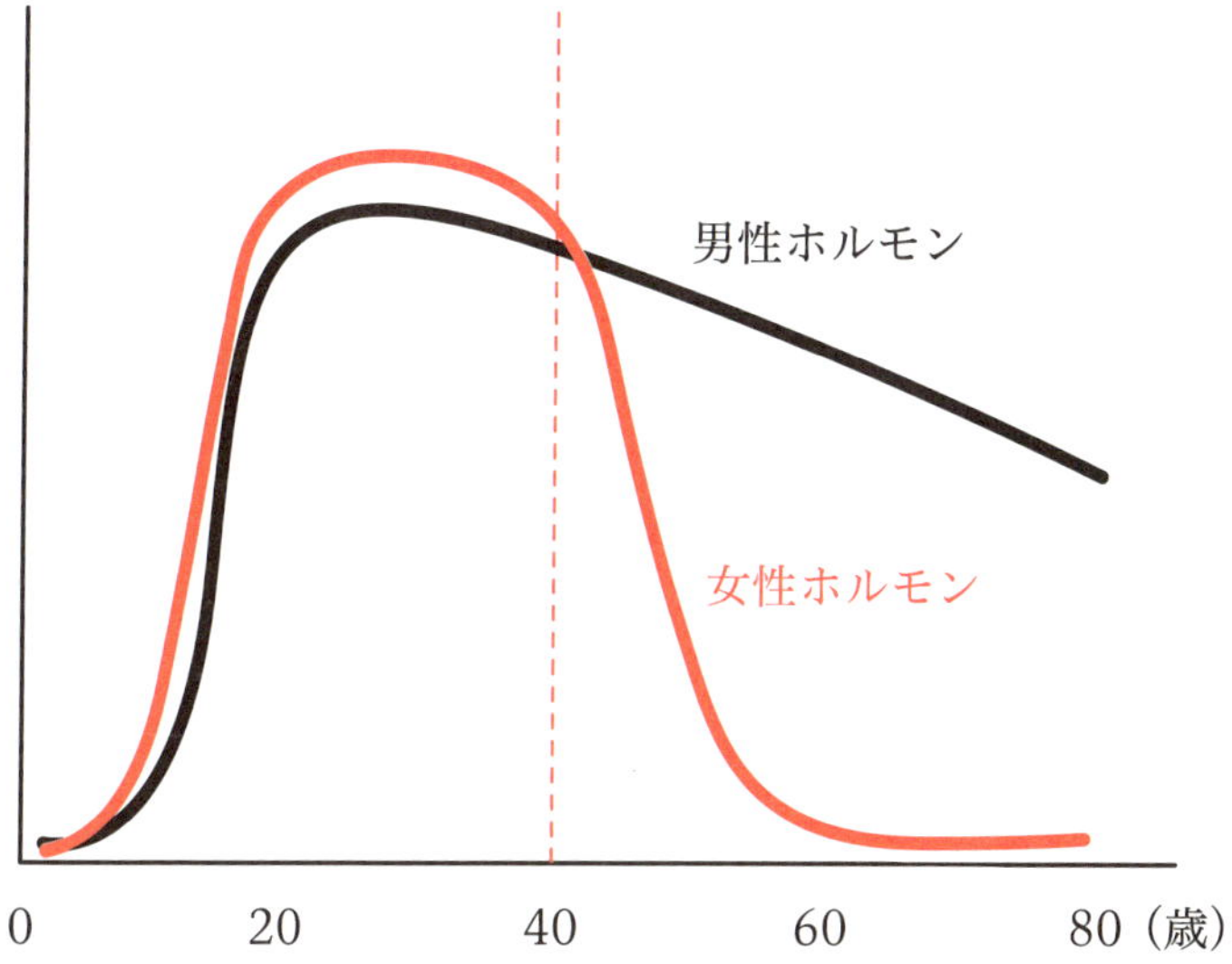

ホルモンの分泌量

誤解が男性更年期を気づきにくくしていた

誤解がまかり通っていたことも、意識が上がりにくかった原因の1つでしょう。

具体的には、男性の更年期障害は「心の問題」として捉えられていたことです。

先にもお伝えしたように、更年期障害の症状は精神的なものを含みます。

イライラや不安、うつといった症状から不眠や集中力の低下、何事にも関心が持てなくなってしまうといったものもあります。また性欲が落ちたり、ＥＤ（勃起不全）になる人もいます。

これらはいずれも、心の問題と誤解されやすい症状です。

「男性更年期障害」という言葉が浸透する前にこうした誤解があったため、症状があっても気づくことができなかったのです。

実際、私の病院にいらっしゃる患者さんも情報が少なかったため、周囲から理解されなかった経験をしている方が多くいます。そのことで心理的な負担が大きくなり、症状が悪化することも珍しくありません。

また症状が進行してしまってから診療を受けるケースも多く、症状が長期化する原因となっています。

なお病院を受診していただく際のきっかけとして最も多いのは、パートナーをはじめとする周囲の方が、先に変化に気がつくケースです。

ただその場合でも、始めはどこに行ってよいのかわからず、さまざまな病院の科を受診して治療が遅れるといったケースも多く見受けられます。

元気がない、イライラしているなどの男性更年期障害の症状に気づいたら、迷わず「泌尿器科」に相談してほしいと思います。

男性更年期と前立腺の深い関係とは

前立腺について

ここで、中高年男性に関わりが深い「**前立腺**」についてお話ししたいと思います。

前立腺とは、男性だけにある臓器です。

大きさと形はクルミに似ていて、位置は骨盤の中、膀胱のすぐ下あたりで尿道を取り囲んでいます。働きとしては精子の一部である「前立腺液」を作り、それが精子を保護する機能などがあります。

こうした働きは男性ホルモンの働きによって支えられています。そのためホルモンバランスが崩れると、男性更年期と同様にさまざまな悪影響を受けてしまいます。

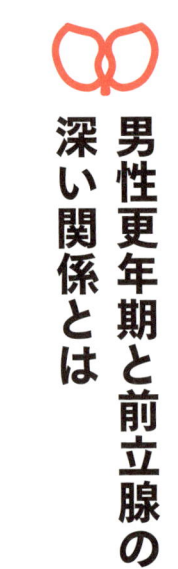

たとえば、男性は50歳頃から前立腺が増大することが多くなります。

これは加齢によってテストステロンの分泌が減少すると、相対的に女性ホルモンの1種であるエストロゲンが増加するためです。

エストロゲンはテストステロンの変換を促し、活性型のDHT（ジヒドロテストステロン）に変えるのですが、このDHTには前立腺を大きくする作用があるのです。

問題は、前立腺が尿道を取り囲むように位置していること。

ちょうど尿の通り道にありますので、前立腺が大きくなると尿が出にくくなったり、回数が多くなったり、勢いや切れが悪くなるといったことが起こってきます。

こうした症状を「**前立腺肥大症**」といい、さらに進行すると膀胱が正常に動かなくなる「過活動膀胱」に至ります。尿を我慢できなくなり、尿モレ（失禁）などにもつながってきますし、尿路感染や膀胱結石などの病気にもなりやすくなります。

先にお伝えしたように、男性更年期はさまざまな症状が起こってきますが、そうした変化に気づくきっかけも、尿の異常を感じることであることが多いのです。

実に40歳以上の男性の8人に1人に尿モレがあると言われており、生活の質が下がるため悩む人も多くいます。

そこで私は、こうした症状に悩む中高年やシニア世代の男性を「前立腺世代」と呼んでいます。より注意を喚起していただく意味で、独自に考案したものです。

共通点は男性ホルモンの変化

男性更年期と前立腺。

男性ホルモンの変化で起こるという点では両者は共通しています。そして中高年男性の立場からみれば、共に悩みの種という点でも同じです。

症状も治療法も別々ではありますが、両者の関係は深いのです。


しかし、心配しすぎる必要はありません。

原因が共通しているのですから、そこをケアすれば一石二鳥。両者に好影響があります。

男性更年期の症状を抑え、前立腺の状態も良好に保ち、両者をケアして快適な生活を維持することが可能です。

まさに、50歳が分かれ目。男の老後は知識で変わるのです。

なぜ「朝ご飯を準備してもらっている男性」は元気がなくなっていくのか

ここまで身体のしくみを中心に、50代男性の身体の変化について見てきました。

こうした変化に大きな影響を与えるのが、「生活習慣」です。

身体的、精神的、社会的な日々の習慣が、ホルモンバランスや臓器のコンディションを左右します。そして男性更年期の症状や重さ、前立腺のコンディションをも左右するのです。


たとえば中高年男性に多いのが、受け身の生活習慣。

朝ご飯をいつも準備してもらい、一日のスタートから身体や頭を動かす機会が少ない人は、ちょっとしたきっかけで症状が一気に進んでしまうことが多くなります。

なぜなら、受け身の生活習慣は、先の身体的、精神的、社会的な問題を含んでいるからです。

身体的な問題としては、運動不足による筋力低下や、それに伴って肥満、高血圧、糖尿病などの生活習慣病になるリスクが上がります。

精神的な問題では、暇であることが原因で、うつ病や不安障害などの精神的な問題に発展する可能性が高まります。

社会的な問題としても、受け身な生活態度が社会的孤立感や引きこもりにつながってくるため、家族や友人とのコミュニケーションが減少。孤独感やストレスが増え、社会生活に支障をきたすこともあり得ます。

定年退職やセミリタイアなどはそのよい例でしょう。家事を一切行わず、新聞を読みながらテレビを見て、食事を待つ…といった受け身の生活では、先の身体的、精神的、社会的な問題をまともに抱え込むことになります。

このような生活習慣を50歳を過ぎてもずっと続けていると、当然男性更年期のリスクが高まってきます。かくして、心身共に急に元気を失っていく50代男性が後を絶たないのです。

頻尿、尿モレ、夜間頻尿など、「あっ、オシッコが！」と思ったら、前立腺世代突入です。

男性更年期を含めしっかり備えましょう。

男性更年期への意識を高めよう

世界保健機構（ＷＨＯ）は１９９８年、「なぜ男性は寿命が短いのか？　男性の健康を考えよう！」と呼びかけました。

これは世界的に男性の健康への意識が低いことを受けてのものです。事情は日本でも同じで、健康に関する意識の低さが指摘されています。

中でも「男性更年期障害」が高齢男性に与える影響が大きいことが注目されています。たとえば日本では自殺者の７割が男性であり、中でも45〜64歳の中高年男性の自殺者が約４割を占めているのは、他国と比べても特徴的です。

日本では男性更年期障害の患者数は約６００万人もいることはすでにお伝えしましたが、女性と比べると変化の度合いが比較的緩やかで、初期の症状がわかりにくいことから知名度も低く、油断して放置してしまう人も多いのが実情です。

これも意識の低さの現れと言えるでしょう。

男性更年期は精神面への悪影響も大きいものがありますから、放置することは病気のみならず、自殺のリスクをも高めてしまいます。

こうした状況を変え、男性更年期を含めた健康意識を高めていくこと。

その意識を、生活習慣に反映していくこと。

それがあなたの健康のために、そして社会全体としても、求められているのです。

シニアの元気は「睡眠」「筋肉」「食事」「ホルモン分泌」「前立腺」で決まる

この章では男性更年期や前立腺を通じて、50歳がそれ以降の人生の質を左右する、重要な分岐点であることをお伝えしました。

こうした知識を具体的な改善に結びつけるには、繰り返しになりますが、「生活習慣」がポイントになります。

男性更年期と前立腺をケアする知識。それを行動に結びつけるのは生活習慣です。乱れた生活習慣でなくとも、加齢と共に男性ホルモンの分泌は減っていきます。今までと同じ生活習慣では、問題は解決しません。

生活を変えることがあなたの元気、ひいては健康寿命を延ばすことにもつながります。

具体的には、まず「睡眠」「筋肉」「食事」。この3つを中心としつつ、「ホルモン分泌」「前立腺」のケアにも着目した生活習慣が良いでしょう。

なぜこれらが大切なのか？ということですが、まず「睡眠」に関しては、年齢とともに睡眠の質が低下し、睡眠時間も短くなる傾向があります。睡眠不足は、免疫力の低下や心身の疲れ、認知機能の低下などにつながります。

一方で、十分な睡眠をとることで、体力や免疫力の向上、健康維持につながります。

また「筋肉」は、年齢とともに筋肉量が減少し、筋力や持久力が低下する傾向がありま す。筋肉量が低下すると、基礎代謝が低くなり、脂肪がたまりやすくなります。また、転倒などのリスクも高まります。

一方で、定期的な筋力トレーニングや運動によって、筋肉量や筋力を維持することができます。

「食事」に関しては、年齢とともに食欲が低下し、栄養バランスが崩れやすくなります。不足しがちな栄養素としては、たんぱく質、ビタミンD、カルシウム、鉄などが挙げられます。これらの栄養素は、筋肉や骨の維持に重要な役割を果たしています。

また、高カロリーの食事や過剰なアルコール摂取は、肥満や生活習慣病のリスクを高めます。

一方で、バランスの良い食事や適度な飲酒によって、健康維持につながります。

こうした生活習慣の基本に加えて、「ホルモン分泌」「前立腺」も、男性更年期や前立腺のケアには大切です。

「ホルモン」については、男性ホルモンの分泌量が年齢とともに減少することはすでにお伝えしました。テストステロンの減少は男性更年期の要因ですし、筋肉や骨の維持にも関与しており、不足すると筋力や持久力の低下、骨粗しょう症のリスクが高まります。

また、精神的な影響もあり、うつ病や不眠症のリスクも高まります。

こうした理由によって、プラスアルファのケアが大切になってきます。

「前立腺」のケアは、シニア男性には欠かせません。

加齢によって大きくなる「前立腺肥大症」になる方は多く、進行すると膀胱が正常に動かなくなる「過活動膀胱」に至ることもあります。排尿障害や尿路感染症などを引き起こすリスクも上がります。

また前立腺がんは、男性のがんの中でも非常に多く、60歳以上の男性に多く発症します。前立腺がんは初期には症状がないことが多く、検診が重要です。睡眠不足や食生活の乱れ、肥満などがリスク要因とされています。

一方で、適度な運動や食生活の改善、ストレスマネジメントなどが前立腺がんの予防に役立つことが報告されています。

このように前立腺がシニア男性の健康に大きく関わっていることは明らかで、適切な管理や予防対策が重要になってくるのです。

「睡眠」「筋肉」「食事」「ホルモン分泌」「前立腺」。シニアの元気はこれらの要素をおさえておけば大丈夫。

男性更年期障害の数々のデメリットを避け、それまでと変わらぬ、いやそれまで以上に快活な生活を送ることが可能になります。

次の章からはそれぞれについて、具体的に詳しく見ていきましょう。

第1章

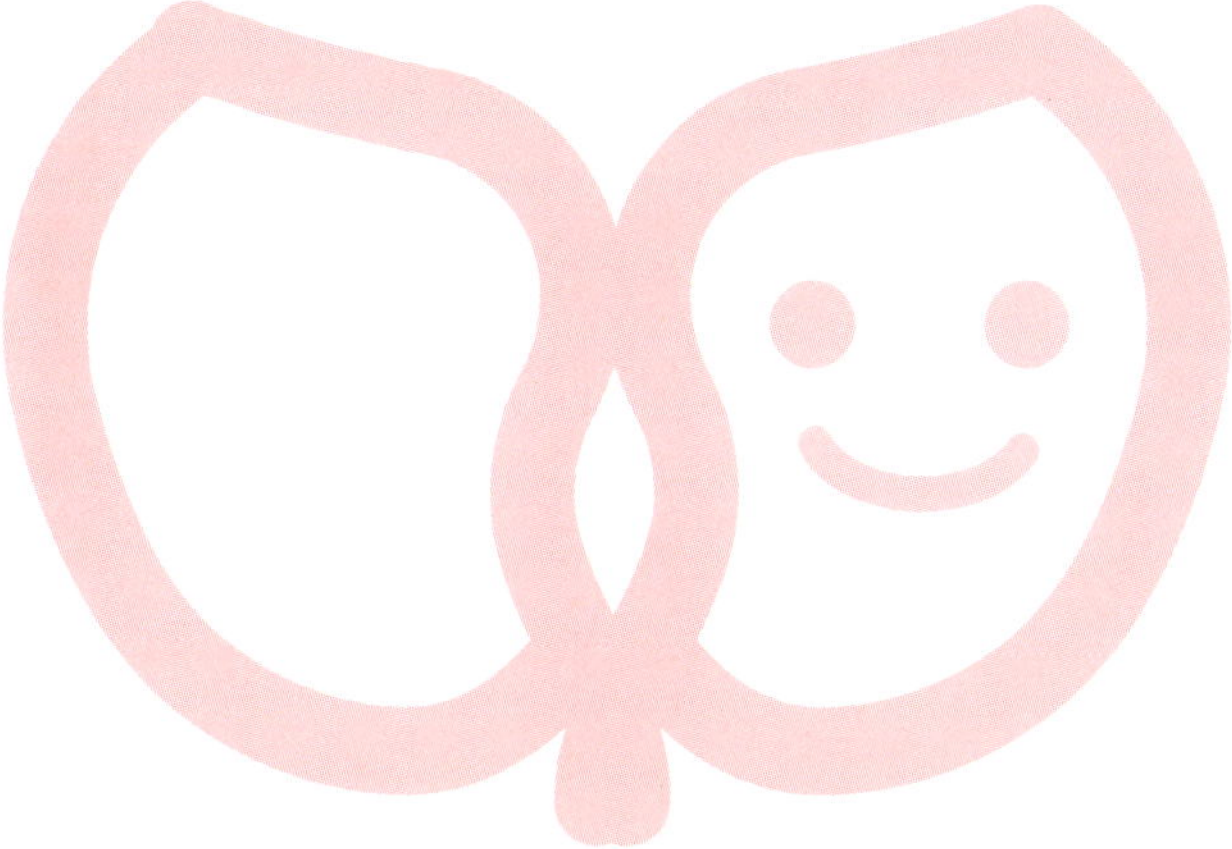

元気のコツは「遅寝」早起き

寝過ぎは禁物！寝れば寝るほど〝寝たきり〟に近づく

睡眠でむしろ疲れる？

睡眠は、疲れを回復してくれるもの。

多くの人がそう信じて疑わないことでしょう。しかし、その逆もあり得るとしたらどうでしょうか。

実は更年期においては、まさにその逆なのです。

つまり、寝過ぎは禁物。


なぜなら「無理して寝ようとする」こと自体が心身のストレスになり、ひいては全身の機能低下につながってくるからです。

そもそも私たちの身体は、加齢とともに必要な睡眠時間は減っていくように出来ています。新陳代謝が減るため、修復や回復の必要が減るためです。だから睡眠時間は短くなるのが自然だし、むしろ短くていいのです。

にもかかわらず、無理して寝ようとすると、なにが起こるか。

まず、脳がかえって疲れます。浅い眠りであるレム睡眠中は、実は起きているときよりも脳が活発に働いています。

本来はこの「レム睡眠」と深い眠りである「ノンレム睡眠」とが交互にバランスよく繰り返されるのがよいのですが、無理して寝過ぎると前者がアンバランスに増えてしまいます。

また同じ姿勢が長時間続くので、腰、首、肩などが凝りやすくなります。血行不良になるため、筋肉痛も起こることがあります。

臓器も寝過ぎることによって影響を受けます。頭痛や倦怠感などは症状として現れることが多くなってきます。

「熟睡したい」という気持ちが裏目に出る

前立腺の安定には睡眠が大事です。

なぜなら、テストステロンは主に睡眠中、特に深い眠りにあるレム睡眠の間に分泌されるため、睡眠不足や睡眠の質の低下はテストステロンの産生に悪影響を及ぼすからです。

睡眠不足が慢性的になると、テストステロンレベルの低下だけでなく、性欲の減退、肥満、糖尿病リスクの増加など、健康に対する他の悪影響も生じる可能性があります。

しかし、50歳を過ぎた男性の「快適な睡眠が得られない」ことの原因の多くは「寝過ぎ」なのです。

ところが、疲れてもいないのに、高校生と同様の睡眠を期待してしまう人は、「昔はスッキリ眠れたのに！」などと、身体の衰えは受け入れるものの、なぜか睡眠については「高校生の時と同じようにできる！」と勝手に思い込んで、「眠れない〜」「何度も目が覚める〜」と大騒ぎしています。

ここで質問です。「高校生の時と同じスピードで走れますか？」「高校生の時と同じ量の食事をとることができますか？」。

ほとんどの人は「そんなことできないですよ」「それは無理！」と答えます。

睡眠も同じです。体は成長しているのではなく、逆に小さくなってきているのです。新陳代謝も減っています。脳への刺激も大分減っています。そんな中で高校生と同じだけ寝ることは不可能ですし、身体も脳もそのようなことは必要としていません。

まずは、年齢にあった睡眠の質と時間を理解しましょう。

過度な睡眠欲求による長時間の臥床《がしょう》はテストステロンを低下させ、男性更年期障害、前立腺肥大症の増悪《ぞうあく》を惹起《じゃっき》することになります。

年齢相応の睡眠時間を、まずは頭に入れましょう。

世界の平均睡眠時間は短くなったが、逆に寿命は延びた

寝過ぎは禁物。むしろ寝ない方が、心身が休まる。

そんな意外な事実を裏付けるデータは多いです。

ハーバード大学の研究によれば、睡眠時間が9時間以上の場合と5時間以下の場合では、同程度に死亡率が高くなることが示されています。


先進国では睡眠時間は年々短くなってきていますが、逆に寿命は延びているというデータもあります。

たとえば世界保健機構（WHO）によれば、1940年代の平均睡眠時間は、7時間49分でした。それが2010年代には、6時間31分にまで減少しています。

またアメリカ国立衛生研究所（NIH）によるデータでも、1900年代初頭には9時間以上であったものが、現在は約6・8時間にまで減っています。

しかしＮＩＨの同データによれば、同じ期間に寿命は延びています。１９００年代初頭には47歳だった平均寿命は、２０１８年には76歳になっているのです。

もちろん、こうしたデータには他の要素もありますから、一概に睡眠の影響だと断定することはできません。

医療技術の進歩も大きいでしょうし、生活習慣が改善され、栄養バランスもよくなってきていることも無視できません。運動習慣が普及したことや、生活全体の安全性が高まっていることもあるでしょう。

ただ前節でお伝えしたように、必要以上の睡眠によって脳や筋肉、臓器はダメージを受けます。そして睡眠が多過ぎても少な過ぎても死亡率が高まることには、医学的なエビデンス（証拠）があるのも事実です。

これらを考え合わせると、少なくとも世界の平均睡眠時間は短くなったが、それによって逆に寿命は延びているということにはなんの不思議もなく、むしろ無理に寝過ぎることのほうがデメリットが大きいと考えたほうが自然でしょう。

「いかにうまく寝るか」そのストレスで眠れない

ここまで主に、睡眠時間の肉体的な影響について見てきました。

しかし世の多くの中高年男性やシニアの方、つまり前立腺世代の方は、心理的な悩みも抱えている人が多いようです。私は泌尿器科の専門医として長年多くの患者さんと向き合ってきましたので、そのことは実感としてよくわかります。

大げさではなく、日々の最大の関心事が「いかに長く眠るか」になっている人が多いのです。

しかし残念ながら、そう願っても身体はついてきません。

先にも書きましたが、加齢とともに分泌が減っていく男性ホルモンのテストステロンには、睡眠リズムを調整する働きがあります。その量が減ることで深い眠りにつきにくくなり、睡眠の質は下がりがちになります。

だから50歳を超えると、睡眠中に何度か起きてしまうことも珍しくないのです。

そこに前立腺肥大症が加わると、さらに睡眠の質は下がります。

序章でもお伝えしましたが、前立腺肥大症とは加齢によってホルモンバランスが崩れることで前立腺が大きくなり、尿道を圧迫して排尿が効率よくできなくなる病気です。60歳以上の男性の約50％、85歳以上では約90％もの男性がなるといわれています。

夜間に排尿のために起きることが増えますので、睡眠の質はさらに下がることになります。

こうしたことを知らないと、

「十分な睡眠がとれていない」

「このままでは健康に悪影響がある」

と考え、不安になってきます。そしていかにうまく寝るかが気になり、いろいろ試しても上手くいかないので、ストレスが大きくなってきます。

そのストレスは、坑ストレスホルモンを分泌する副腎に負担をかけ、男性ホルモンの分泌を減らしますから、さらに眠れなくなるという悪循環です。

このように、いかにうまく寝るかを考えるというそのストレスで、さらに眠れなくなってしまうのです。

体力が落ちたら「睡眠力」も落ちて当然と考えよう

こうして見てくると、睡眠に対する私たちの「考え方」が大切であることがわかります。

無理して寝る必要はなく、遅く寝て早く起きるのでも全く問題ない。

加齢と共に体力は落ちているのだから、睡眠力も落ちて当然。

そう考えると無用なストレスも減り、心身ともに良い状態を保ちやすくなります。


そこで厚生労働省の「健康づくりのための睡眠指針」による睡眠時間の目安もご紹介しましょう。

19歳～45歳　…　7時間
46歳～65歳　…　6・5時間
65歳以上　　…　6時間

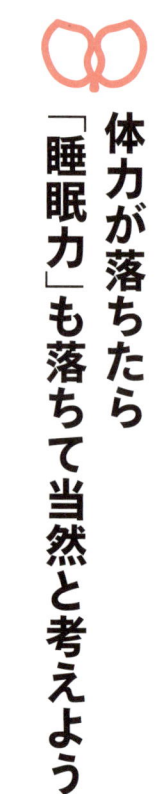

年齢を重ねるほど、睡眠時間は短くてよいことがわかります。

またそもそも、若い人でも1日7時間睡眠で十分であるということもわかります。

無理して寝ないことで、睡眠のバランスが良くなります。

浅い眠りであるレム睡眠と、深い眠りであるノンレム睡眠のバランスが良くなり、効果的に脳の疲れをとることができます。

また同じ姿勢が長時間続くこともなくなり、血行への悪影響や筋肉へのダメージも減らせますし、倦怠感などもなくなってきます。

臓器も適切に休めますので、ホルモンバランスも改善に向かうことで、男性更年期の症状も軽くなっていきます。それは前立腺肥大症のリスクも下げ…という好循環なのです。

加齢とともに睡眠の質を改善するべき理由

ここまで見てきたように、加齢によって睡眠の質が下がるものの、無理に長く寝ることは心身にとってよくありません。

ではどうするか?ということですが、限られた睡眠時間の中で、できるだけ「質」を維持する工夫が必要になってきます。

しかし、ここで1つ問題があります。

それは睡眠の質には、加齢と共に減少してしまう男性ホルモン「テストステロン」が深く関わっているということです。つまり睡眠を量でカバーすることができないのに、質まで下がりがちだということになります。

もし睡眠の量に加えて質まで落ちてくると、寝不足の状態が続くことで、男性更年期や前立腺肥大以外にも、次のような心身へのデメリットが生まれてしまいます。

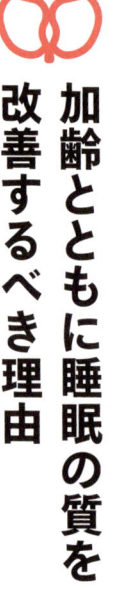

⑴ 日中の集中力や記憶力の低下
⑵ 活動の低下が起こり、社会とのかかわりが減る
⑶ イライラ、うつ病や不安障害などの精神的疾患の発生率が増える
⑷ 肥満、高血圧、糖尿病、心臓病、脳卒中など生活習慣病の増加
⑸ 認知症リスク上昇

これらのデメリットは、いずれもテストステロンの減少に関係しています。

その結果、いつもイライラしている状態になりやすく、人間関係ではトラブルも増えがちで、行き着く先は「独りぼっち」です。

中高年男性の犯罪や事故にもつながってきますから、周囲の方にとっても他人事ではありません。

睡眠の質を維持することは、ご本人だけでなく、周囲や社会の問題でもあるのです。

限られた時間の中で意識して、「質」を維持していくことが大切なのには、こうした理由があります。

睡眠時無呼吸症候群が身体に与える影響

男性更年期にも関係が深い、一般的な睡眠の問題についても触れておきましょう。

まずは、睡眠時無呼吸症候群です。

これは睡眠時に何度も呼吸が止まる病気です。呼吸が止まることで酸素不足になるため、呼吸するために目が覚めてしまいます。

しかし再び寝るとまた呼吸が止まるので、これを何度も繰り返すことになり、睡眠の質が大きく下がるのです。

問題は睡眠の質だけにとどまりません。

心臓の酸素供給不足や心拍数の変動によって、心疾患に。

交感神経の興奮や、血管内皮の機能が下がってしまうことで、高血圧に。

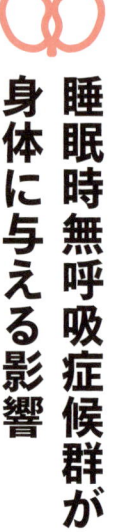

また脳の酸素供給不足や循環障害によって脳梗塞に。それは認知機能の低下や、身体機能の障害につながることもあります。

脳の血流が減ることで機能が低下し、うつ病の発症率が約2~5倍になる、という研究結果もあります。

前立腺世代の中高年、シニア男性にとっては、さらに頭の痛い話があります。

男性ホルモンの低下が、睡眠時無呼吸症候群のリスクを増加させるのです。

さらには前立腺肥大症も、前立腺がんのホルモン治療も、共に睡眠時無呼吸症候群のリスクを増加させることもわかっています。

前立腺のコンディションによって、さらに睡眠の質が下がってしまうという悪循環が起こるのです。

年齢とともにレム睡眠・ノンレム睡眠のリズムが崩れてくる

睡眠の質低下には、レム睡眠とノンレム睡眠のリズムが崩れる、という問題もあります。私たちは浅い眠りと深い眠りを交互に繰り返しているのですが、加齢によってこのバランスが崩れてくるのです。

レム睡眠とは浅い眠りの状態です。脳は活発に活動しており、眼球も動いていますし、血圧や脈拍も変動しています。つまり「身体は休んでいるが、脳は起きている」状態ともいえます。

バランスが崩れてレム睡眠が長くなってしまうと、脳は起きているのですから、夜中に何度も目が覚めやすくなるのも当然です。

夜中に目が覚めて眠れなくなったり、昼間に眠気が襲ってくることにもつながってきます。

加齢によってバランスが崩れる理由はいくつかあるのですが、男性ホルモン、成長ホルモン、メラトニンなどの分泌が減ることが１つ。

また年齢とともに脳の構造と機能が変化することで、睡眠のリズムが崩れることもわかっています。

なお、すでにお伝えしているように、50代以降になると睡眠の質が低下します。軽い尿意でも目が覚めてトイレに行きたくなることで、このレム睡眠とノンレム睡眠のバランスがさらに崩れがちになります。

前立腺世代の方はなおさら、ケアが大切になってくるのです。

「やることないから早く寝る」が夜間頻尿の主原因

睡眠の質が下がる原因は、肉体的なことだけではありません。

生活態度や心理的なことが主原因であることも珍しくないのです。

たとえば「やることがないから早く寝る」というのもその1つ。
何もすることがないので、なんとなく早く寝てしまうことが、結果として必要以上の長時間睡眠につながります。それは睡眠の質の低下につながりますし、浅い眠りは頻尿につながります。
一日中ボーッとしているような日は、身体を使っていないという点では休めているかもしれませんが、睡眠の質が下がるという意味では、身体に負担をかけているとも言えるのです。

そういう意味では、忙しくしていたり、旅行などで身体が疲労している日の方が、睡眠の質が高まり、翌朝身体がスッキリしているものです。

身体の面だけでなく、生活態度も改善していく必要があるのです。

「睡眠ゴールデンタイム」を生みだす生活習慣

睡眠の質を上げるには、自分に合った睡眠のリズムを手に入れることが大切です。始めるのに、早すぎるということはありません。50代のうちから睡眠のリズムをつかめれば、快適な老後の睡眠を手に入れやすくなります。

高齢になってからでは、ホルモンバランスが崩れてきていますから、前立腺肥大症などをはじめさまざまな疾患にかかることが多く、リズムをつかむためにより多くの努力が必要になってきます。

また高齢になると一日の中で自由な時間が有り余ってきます。それまで仕事をしていた時間である8～10時間を埋められないことも多く、かえって生活のリズムを整えることが難しくなってくることも、睡眠の質に影響してきます。

次からは、具体的な方法についてお伝えしていきましょう。

合い言葉は「遅寝早起き」

まずは、無理に早く寝ることをやめましょう。
体を酷使し大量のカロリーを使ったわけでもないのに、疲れてもいないのに、若い時よりもストレスも少なく身体も使っていないのに、長い時間寝る必要はありません。
疲れてもいないのに〝疲れをとる〟必要はないのです。

なお女性は男性ほど「夜間に目が覚めて眠れない」という人はいません。なぜかというと、高齢の男女を比べると女性の方が男性よりも寝床に入っている時間が2時間半も短いのです。

その上、眠たくなる21時頃には、夕食後の片付け、お風呂の用意と入浴、寝る前のお肌のお手入れと忙しく夜を過ごしています。

やることがないから早く寝よう、眠たくなったから早く寝よう、では快眠・熟眠は手に入りません。しっかりと睡眠のリズムを作りましょう。

快眠のコツは「遅寝早起き」です。毎日の起床時間を決め、そこから逆算して6〜7時間くらいに床に入るようにしましょう。

「眠れない」と気にするより、寝る間を惜しんでやることを考えよ

もし眠れなかったとしても、それを気にするのは止めましょう。どちらにしても眠れないのですから、ストレスがない方がいいに決まっています。ストレスは精神的にも辛いですし、肉体的にも抗ストレスホルモンの分泌を通じて身体に負担をかけます。その状態が長く続けばホルモンを分泌する臓器も疲弊しますから、炎症を抑えにくくなったり、低血糖になりやすくなったりと、いいことはありません。

私の病院にいらっしゃる患者さんでも、最初は「昨夜は何回も起きてしまった…」と気にしている方が多くいます。しかしそこは発想の転換をお勧めしています。むしろ、「早く起きてでもやりたいこと」を探すのです。

寝ることに一生懸命にならず、寝る間を惜しんで没頭できるものを探しましょう。新た

なことに挑戦したり、継続するにはテストステロンが十分に働いていないと困難です。質の高い睡眠を手に入れ、テストステロンを維持し、新たなことに挑戦しましょう。

眠れないことが気にならなくなりストレスが減りますし、年齢にあった適切な睡眠時間になりやすく、体調も改善することが増えてきます。

疲労は最高の睡眠薬

睡眠の質を上げるには、単純ですが「疲れる」ことも有効です。

脳は疲れがたまると、セロトニンというホルモンを分泌する指示を出すのですが、これが「睡眠ホルモン」メラトニンというホルモンの材料になるためです。

たとえば旅行や山登りなどで疲れた日には、朝まで1回も起きることなく眠れたという人も多いでしょう。

また前立腺肥大症で普段は夜間にトイレに起きてしまう人でも、疲れた日には朝まで1回も起きることなく眠れることがよくあります。

これは尿意よりも疲労の方がまさっているためで、それほど疲労というのはよく効く睡眠薬なのです。

副交感神経を優位にすれば、快眠体質に変わる

前立腺肥大症の方がなかなか眠れない理由の1つに、自律神経の問題があります。排尿のたびに力を込めることも、夜間にトイレに行くことも、いずれも神経を興奮させます。交感神経が活性化し、身体が「起きている」状態になりますから、眠りにくくなるのも無理はありません。

そうならないためには、逆に副交感神経を優位にしてリラックスすることです。たとえば寝る90分くらい前に、15分ほど入浴するのもよいでしょう。リラックス効果に加えて、身体の深部の温度がいったん上がってから下がることで、眠くなりやすくなり、かつ深い睡眠も得やすくなります。

他にも、快適な感触のパジャマを着るなど、自分に合ったリラックスの方法は人それぞれ。楽しみながら探してみてください。

寝る前3時間は何も食べない

寝る前に食事をすると、身体は消化や吸収、血糖値のコントロールなどで忙しく働くことになります。

交感神経が活性化された状態になりますので、寝つきが悪くなったり、数時間後に尿意で目が覚めることもしばしば。睡眠には向かない状態になるので避けましょう。

もしどうしても食事が遅くなりそうなら、その前の時間に間食として何かお腹に入れておきましょう。寝る直前の食事の量を減らせますし、糖の吸収が緩やかになることで血糖値の乱高下を多少は抑えることができ、睡眠へのダメージを減らすことができます。

塩分の欲求に負けると、眠りの質が下がる

塩分の摂り過ぎも、睡眠の質を下げます。

その理由は３つあります。

・過剰な塩分を排出するためには、尿と一緒に出す必要があること
・塩分が多い食事は交感神経を活性化させ、身体が「起きている」状態になること
・体内の水分が減ることでノドが渇き、目が覚めやすくなること

高齢になると前立腺肥大にもなりやすく、夜間頻尿も増えてきますから、過剰な塩分はそこに追い討ちをかけることになってしまいます。

日本人は塩分の摂取量が多いですから、普段の食事でも塩辛いものを好む人も多いでしょう。その誘惑に負けずに、減塩を心がけることが、睡眠の質を上げることにもつながってきます。

寝酒は百害あって一利なし

これは意外に思った方もいるかもしれません。

アルコールを飲むと最初はリラックスしますから、眠りやすくなると感じる人も多いでしょう。

しかし実際は、アルコールが分解されて出来る「アセトアルデヒド」を処理するために身体が覚醒し、睡眠の質が下がることになります。これは一種の毒物なので、身体は細胞や組織を守るため、寝ている間も優先的に処理しようとするのです。その過程でストレス反応が起こり、身体は緊張状態になって短時間で目が覚めがちになります。

酵素やビタミンも消費しますし、さらにはアルコールは気道の筋肉を緩めるため、「睡眠時無呼吸症候群（ＳＡＳ）」のリスクを高める可能性もあります。

一見睡眠の質を上げそうなだけに、余計始末が悪いのが寝酒なのです。

部屋着のままの就寝はＮＧ。パジャマに着替える

よい睡眠のためには、心の準備も大切です。

最近は部屋着にもパジャマにもなる服が増えていますが、「着替える」という行為がなく

なると、「さぁ、これから眠るぞ」という気持ちも減ってしまいがち。

その点、パジャマに着替えることは気持ちを切り替えることができ、入眠に向けてのよい心の準備になります。

またパジャマは通気性を考えて作られていることが多く、睡眠中の体温調節という面でもメリットがあります。

ちなみに前立腺肥大症ぎみの中高年の方には、夜間頻尿でもパジャマだとラクに排尿しやすい、という隠れた利点もあります。


なおパジャマ選びで気をつけたいのは、素材の吸湿性です。睡眠中は大量の汗をかきますので、吸湿性が悪いと睡眠の質が下がります。

また睡眠中は寝返りを何度も打つことになりますから、ほどよいゆとりも大切です。

5時間前の運動は、睡眠薬と同等の効果

睡眠の質を上げるために、就寝の5時間前に運動を行うのもおすすめです。

浅い眠りの時間が短くなり、深い眠りの時間を長くする、という効果が得られます。研究によれば、就寝5時間前に20分の運動を行ったグループは、深い睡眠の時間が約10％増加し、起きた時の疲労感も減ることが報告されています。

しくみとしては、2つのホルモン効果によるものです。

1つ目は、運動はストレスホルモンであるコルチゾールの分泌を抑制すること。そして2つ目は、睡眠ホルモンともいわれるメラトニンの分泌を促進するためです。

具体的な運動としては、たとえば20分ほど近所を散歩するのもいいでしょう。ウォーキングは有酸素運動になります。

また自宅内であれば、ゆっくりとスクワットをするのもいいでしょう。4秒以上かけて下ろすスロースクワットを行うと、脚の筋肉を緩めることで全身の緊張がほぐれます。また体温がいったん上がってから下がることで、睡眠に適したコンディションが整います。

よりラクな方法としては、腹式呼吸で深呼吸するドローインもおすすめです。

息を吸うときに大きくお腹を膨らませ、息を吐くときにお腹をへこませます。たったこれだけのことですが、腹圧が高まり、呼吸が深くなり、酸素が身体全体に行き渡ります。

交感神経を抑えて副交感神経を活性化するリラックス効果もあるため、睡眠の質が高まるのです。

ただどの運動でも気をつけたいのは、やり過ぎると逆効果になること。

自分にあった運動量を見つけ、快眠の効果を引き出しましょう。

長い昼寝は睡眠の質の低下に

昼寝は心身をリフレッシュさせるので健康に良い、という話を聞いたことがあると思います。確かにその通りなのですが、長過ぎると逆効果になるので注意が必要です。

適切なのは、約15分とされています。あまり長く眠ってしまうと体内時計も狂いますし、疲れがとれるどころか頭がボーッとしてしまうことも。

なおヨーロッパの心臓病学会で発表された研究によれば、昼寝を1時間以上する習慣がある人は、昼寝をしない人に比べて心血管系の病気になるリスクが34%も増加し、全体的な死亡リスクも30%高いことがわかっています。

必要以上に長い睡眠が身体の害になるのは、夜も昼も同じなのです。

中高年男性の悩みのトップ「薄毛」も、睡眠から整える

更年期に限りませんが、中高年男性の大きな悩みが「薄毛」です。

睡眠の質を高めることは、この悩みを軽減できる可能性があります。

睡眠不足が抜け毛につながりやすいことはよく知られています。

毛根は頭皮の内側で「毛包《もうほう》」に包まれており、これが毛根を保護して抜けないように支えています。睡眠不足によってこの毛包の新陳代謝のサイクルが妨げられてしまうので、抜け毛も増えてしまうのです。

また活性型の男性ホルモンであるＤＨＴ（ジヒドロテストステロン）は、男性型脱毛症の原因の１つなのですが、睡眠不足によって間接的に増えてしまうこともわかっています。

睡眠の質を上げることで、こうしたホルモンのバランスも整い、毛髪が健やかに育つ土

壊ができるのです。

＊　　＊　　＊

この章では、睡眠とホルモンとの関係を中心に見てきました。

睡眠を通じてホルモンバランスを整えることで、男性更年期や前立腺肥大症の予防や改善にもなり、心身の健康に好影響が得られます。

前立腺世代の皆さんは、まずは睡眠の質を高めることから始めましょう。

第2章

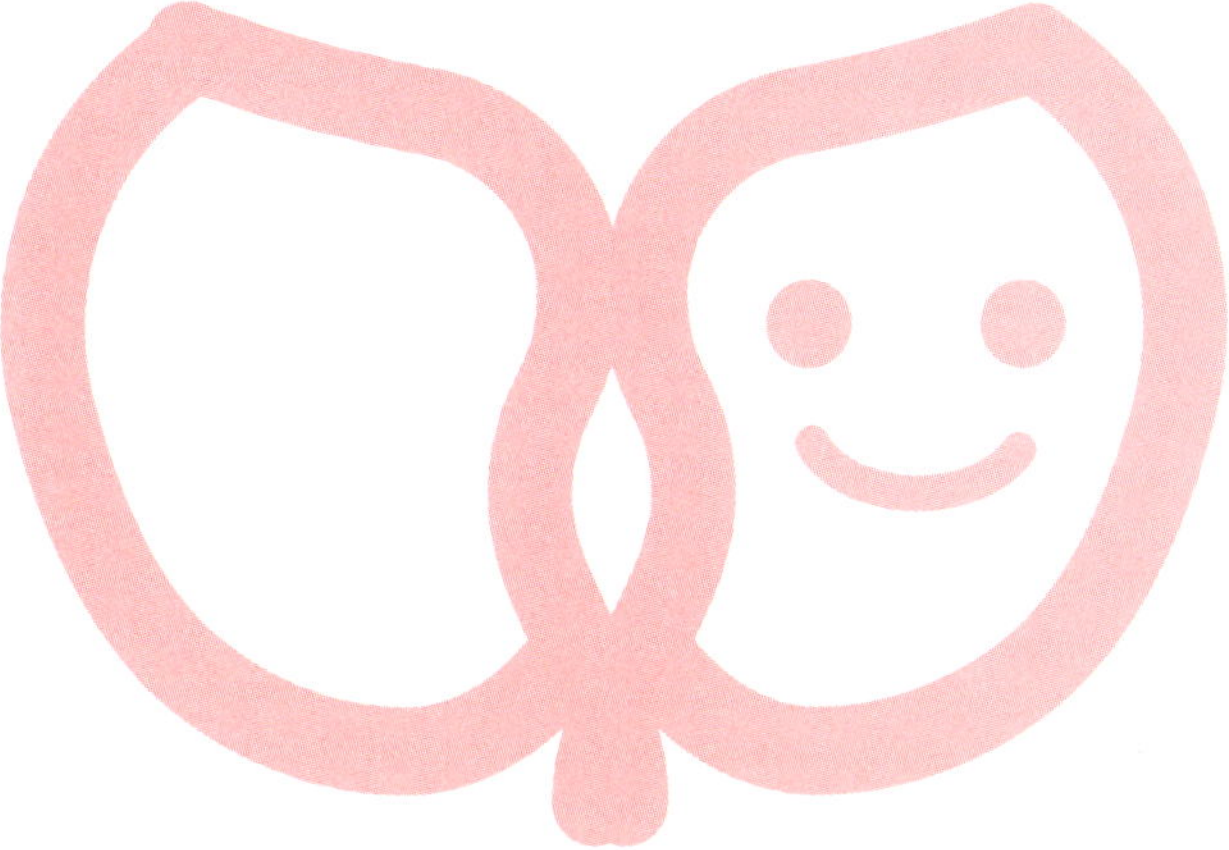

若さの維持
イコール
「筋肉」の維持

なぜシニアには「筋肉」が大切なのか？

筋力が低下するデメリット

50歳を境目に、それ以降の元気を大きく左右するもの。
それは、「**筋肉**」です。

なぜなら更年期では男性ホルモンの分泌だけでなく、筋肉量も減少していくから。
筋肉が減ると健康上のさまざまなリスクが高まり、短命の要因になり得ます。

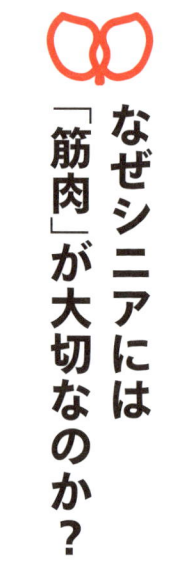

たとえば免疫力。
筋肉には炎症を抑制する作用もあるため、減ることで腸内環境が悪化しやすくなります。
本来排出すべき毒素が体内にとどまってしまうことで、全身の抵抗力が下がる可能性も否めません。

あるいは転倒。

筋肉が少ないと、転びやすくなります。

たかが転ぶだけ、と思うかもしれませんが侮ってはいけません。

厚生労働省の統計によれば、転んで亡くなる人は年に約1万人弱もいます。

また東京都のデータでは、65歳以上の転倒による救急搬送は年間5万5000人以上。出動の割合では実に8割以上を転倒が占めています。

高齢者の場合は転倒によって骨折し、そのまま寝たきりになることも珍しくありません。

骨折のしやすさも筋肉の影響を受けます。

なぜなら、骨を固くするには筋肉が欠かせないからです。

「骨格筋」という名前からもわかるように、両者の関係は密接です。筋肉が収縮しなければ骨が引っぱられることもなく、骨芽《こつが》細胞が骨をつくる刺激が減り、骨密度が下がります。

言い換えると、筋肉が弱ければ骨はわざわざ硬くなる理由がない、とも言えるでしょう。

ちなみに歳をとって腰が曲がるのも、筋力の低下と骨密度の低下が理由です。筋肉不足は、中身も見た目も老けてしまうことにつながります。

筋肉が減ると、太りやすくもなります。

筋肉がないところは代謝が落ちますし、脂肪細胞の密度が詰まってくるため、血流も悪くなります。固くなって冷えるのでさらに代謝が悪くなり、脂肪がますます付きやすい状態になる…という悪循環です。

肥満は生活習慣病の要因であり、メタボリックシンドロームの判断基準の１つですから、糖尿病や高血圧などの生活習慣病をはじめ、心臓病や脳卒中などのリスクも上がってしまいます。

筋力低下と泌尿器

シニア男性にとって見過ごせないのは、筋肉量の減少が泌尿器に与える影響です。

膀胱の収縮力や尿道の閉鎖力、骨盤下部の筋力などが低下することで、頻尿や尿モレが起こることがあります。

たとえば、強い尿意を感じるものの、トイレに到達する前に尿モレしてしまう、といったケースです。単にもれたという事実だけでなく、精神的にもダメージがあります。筋力を鍛えていれば、こうしたデメリットは最小限に抑えることができます。

前立腺がんの予防に関しても、適度な筋力トレーニングが有益です。研究によれば、週に2回以上足を中心とした筋トレを行うことで、前立腺がんの発症リスクが低下することが報告されています。

このように心身共に多岐にわたるメリットがあるため、筋肉はこれまで以上に欠かせない、大切なものなのです。

男性ホルモンと筋肉の関係とは？

男性ホルモンの大半を占めるのが、テストステロンであることは前章でもお伝えしました。その低下は更年期の直接の原因になるだけでなく、筋肉量の減少にも影響を与えます。

というのも、テストステロンは筋肉の成長や修復に重要な役割を果たしているからです。減少してしまうと、次のような悪影響が出てきます。

(1)筋肉合成・タンパク質合成の低下

テストステロンは筋肉合成を促進する作用がありますので、不足するとこのプロセスの活性が失われ、新しくつくられる筋肉が減少します。

またテストステロンには筋肉のタンパク質合成を増加させる働きもありますので、その低下で筋肉の成長や修復が妨げられます。

⑵筋力の低下

テストステロンの不足は、筋肉の力強さや持久力の減少につながります。

⑶筋肉の分解促進

テストステロンは筋肉の分解を抑制する作用も持っています。

筋肉は合成と分解のバランスを保つことで維持されますから、テストステロンが低下することでこのバランスが崩れ、筋肉の分解が優位になってしまう可能性があります。

自分の筋肉量を知っておこう

あなたの健康寿命は「握力・歩く速度・太ももの太さ」でわかる

ここまで、筋肉の大切さをお伝えしてきました。

「では、自分の筋力は現在どうなのか？」が気になる方も多いことでしょう。

それを知るためには「握力・歩く速度・太ももの太さ」の3つがよい目安になります。

これらは身近で把握しやすい上に、確かなエビデンス（証拠）があるからです。

たとえば握力。握力が高い高齢者は低い高齢者に比べて、死亡リスクが低いという研究データがあります。

歩く速度については、高齢者は歩く速度が遅ければ遅いほど、死亡リスクが高まることがわかっています。

また太ももの太さでは、長寿の研究によって、健康寿命や生活機能の維持に関連があることが確かめられています。

まずはこの3つを頼りに自分の筋肉量を把握することが、あなたの健康寿命を測る目安であり、50歳以降の元気を取り戻す第一歩です。

10秒間の片足立ちができないシニアは、10年以内の死亡リスクが2倍

筋肉量を知るためには、片足立ちもよい目安になります。

なぜなら片足立ちは筋力とバランスを必要とするためです。それができないということは日常生活でも動作の安定性が低いということであり、転倒や怪我のリスクや死亡リスクの増加にもつながります。

少し怖い話ですが、この片足立ちが10秒以上できないと死亡リスクが2倍になることが、フィンランドの研究によってわかっています。

具体的な片足立ちの方法は、次の通りです。


⑴太ももが床と平行になるまで上げます。

すべりにくい場所で素足で、目は開いたままがよいでしょう。

ひざは直角に曲げます。腕は下ろしたままでも、腰に当ててもOKです。


⑵その状態を1分キープします。

それ以上できる場合でも、2分程度で打ち切りましょう。

記録を測る場合は2回行って、良いほうを目安としてください。


片足立ちは、泌尿器にも関わってきます。

片足立ちは骨盤底筋を含む体幹筋群《たいかんきんぐん》の強さが必要ですが、そうした筋肉は尿道のサポートも担っているためです。

骨盤底筋群の筋力が低下すると、尿失禁のリスクも高まってしまう可能性があります。

無理は禁物。50歳からは「ながら運動」で十分

筋肉の大切を再確認して、「筋トレしよう！」と思った方も多いことでしょう。

しかし、いきなりハードな運動をすることは避けてほしいと思います。

なぜなら先は長い上に、無理をすると続かないからです。


健康寿命を長く保つためには、「長続きすること」が必要です。

どれくらい長いのかといえば、２０１９年の調査では日本人男性の平均寿命は約81歳。「人生１００年時代」という言葉もよく聞かれるように、これからさらに寿命が延びていく可能性もあります。

つまり現在50歳だとこれから先30年以上、人によっては半世紀もあるのですから、先は長いのです。

にもかかわらず、50歳からは運動を続けるのが難しくなってきます。

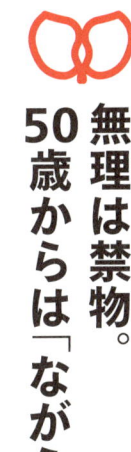

テストステロンは別名「闘争のホルモン」とも言われており、やる気、闘争心、集中力に深く関わっているためです。

分泌が減ることで不安感の増加や自己評価の低下にも影響するため、運動への意欲が下がりがちになります。

またテストステロンの減少は、筋力の低下や筋肉量の減少にもつながり、疲労感やエネルギーレベルの低下にも影響があります。

その影響もあり、強度の高い運動は続けるのがますます難しくなります。

環境的にも、運動に親しむ機会が減ってきます。

若い頃と違い、運動するためには意図的に生活習慣を変える必要があり、長期間変え続けるのはストレスになることも多々あることでしょう。

要するに、50歳からは運動を続けるのが苦手になって当然なのです。

もし身体の変化を無視して高いハードルを設定してしまうと、やがて中断してしまう可能性が高いのは当然です。

挫折感に苛《さいな》まれることにもなりかねませんし、男性ホルモン減少の影響で下がりがちな自己評価がさらに下がり、うつ病の一因になってしまう可能性すらあります。

運動は「無理なく続けること」が最優先。

強度や回数などは後回しでよいのです。

そう考えると続けやすくなり、結果的により多くの健康効果を得ることができるでしょう。

家事は優れた運動。ジムより「今、家の中」で動け

日常生活そのものが運動

まずは、**日常生活そのものを運動だと考える**ことから始めましょう。

当たり前過ぎて普段は意識しにくいのですが、日常生活は素晴らしい運動です。

たとえば消費エネルギーでいえば、1日全体の約30%を占めるのが「立つ、歩く、座る」などの生活活動量。

これに全体の約60%を占める基礎代謝を加えると、実にエネルギーの9割までもが日常生活で消費されていることになります。

考えてみれば、これは当然の話です。

たとえば私たちは歩くたびに、片足に体重の約2倍もの重さが加わりますし、階段の上り下りでは、それは体重の約7倍にもなります。

体重が60kgの人であれば、1歩踏み出すごとに120kg〜420kgもの負荷がかかるのですから、日常生活がよい運動になるのは当然なのです。

逆にいわゆる「運動」や「エクササイズ」は、その労力の割にさほど消費エネルギーは多くありません。割合にして1日全体の数％にしかならないケースが大半です。

日常生活が運動になる、NEATという考え方

こうした考え方を裏付けるものとして、近年NEAT（ニート・非運動性熱産生）という考え方が注目されています。

普段立っているとき、あるいは座っているときなどに使われる生活活動のエネルギーを見直し、意識して増やしていこうということです。

たとえば、座っている時よりも立っている時のほうが、消費エネルギーは大きくなります。そこで歯を磨く時に座るのではなく、立って磨くようにすれば消費エネルギーを増やすことができます。

あるいは立っている時よりも、歩いている時の方が、消費エネルギーは大きくなります。ですので買い物のルートをちょっと遠回りにしてみたり、一駅前で降りて歩いてみる、などはとてもよい運動になります。

他にも、テレビを見る時にゴロ寝をしながらではなく、座ってみるようにするなど、ちょっとした工夫で日常生活の運動量を増やすことができ、エネルギー消費と代謝を活性化することができます。

50歳からの家事のススメ

そういう意味でも、男性が家事に積極的に参加することはお勧めです。

特に定年退職後は通勤もなくなり、日常生活の運動量が格段に減ります。序章にて「受け身の生活習慣」の悪影響についてお伝えしましたが、家事などの生活をしていく上で必要不可欠な役割を責任をもって引き受けることで、そこから脱却することができます。

ゴロゴロ寝ている時間を立って身体を動かす時間に変えることができますし、複数の部位を使う全身運動にもなり得ます。

いろいろな家事を行うことで、全身の筋肉をバランスよく鍛えることもできるでしょう。筋力も維持でき、テストステロンの分泌減少を補う効果も期待でき、健康寿命を延ばすことにつながるのです。

研究でも、家事や庭仕事の実施が男性の運動量と関連しており、健康への良好な影響が得られることが報告されています。

起きてすぐに身体は動かない。朝一の運動は要注意

もちろん、日常生活以外の運動も加えられればなおよいでしょう。

ただしその場合でも、やはり無理は禁物です。


特に朝一番の時間帯は要注意。

昔から「朝のラジオ体操」があるように、朝は運動に良い時間帯のように思われがちですが、必ずしもそうではありません。

というのも、朝は本来、身体を活動に適した状態にするための**準備**の時間帯なのです。


たとえば起き抜けの状態では柔軟性が低下していますから、筋肉に負荷をかける運動をいきなり行うと、怪我や筋肉痛のリスクが高まります。

寝起きの状態で激しい運動を行うと、関節の炎症が引き起こされることもあります。

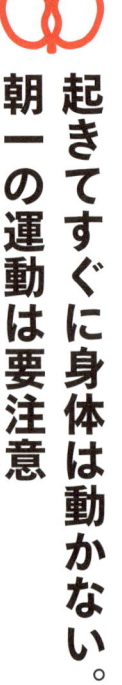

血流も同様です。起き抜けの状態では静脈血栓のリスクが高まることもわかっています。特に50歳以降は心血管系の機能が変化するため、過度な負荷は健康に悪影響を及ぼすします。

起き抜けに激しい運動を行った後に、心臓発作や脳卒中などの症状が現れるケースも報告されています。

起きていきなり走り出す朝のジョギングや、早朝に負荷の高いウェイトトレーニングを行うのは、避けたほうがいいのです。

逆に言えば、柔軟性を高めるストレッチや負荷の低いウォーキングなど、身体への負担の少ない運動を選べば、リスクを下げることができます。

安易なダイエットは危険。大事な筋肉が減るだけ

ダイエットが危ない理由とは？

中高年にとって、これまで以上に大切になってくるのが筋肉。

当然、それを減らしてしまう生活習慣は避けなければいけません。


たとえばダイエットは、注意が必要でしょう。

体重を減らすことだけに意識が行ってしまうと、脂肪だけでなく筋肉も減らしてしまうケースが多いためです。

食事を減らしてたんぱく質が不足すれば、筋肉をつくる材料が足りなくなりますから、筋肉量の減少につながります。

研究でも、過度なカロリー制限を行ったグループでは、体重は減少するものの、筋肉量

も同時に減少するケースが多いことが確かめられています。

過度な糖質制限も、筋肉を減らす可能性があります。

下がった血糖値を上げるために、身体は筋肉内のアミノ酸を分解してブドウ糖の材料にするからです。これを糖新生といいます。

慢性的に糖質が不足することで、身体は大事な筋肉を分解し続けてしまうことになります。

逆に、過剰な糖質もよくありません。

急に上がった血糖値は、インスリンというホルモンの働きで急に下がります。いわゆる血糖値スパイクです。

それを戻そうと糖新生が行われることで、筋肉の分解が進んでしまうリスクも上がります。

またその過程で、ホルモンを分泌する臓器に負担がかかります。

たとえば血糖値を上げるホルモンのコルチゾールは、副腎から分泌されます。副腎は男性ホルモンのＤＨＥＡをつくる臓器ですから、負担がかかると精巣で減った男性ホルモンをカバーできなくなり、男性更年期障害の症状が重くなってしまうこともあり得ます。

筋肉を減らさないための運動を

筋肉を減らさないためには、運動の種類も大切です。

一般に脂肪を減らすというと、有酸素運動だけを行う人が多いのですが、それでは筋肉量を維持できないケースが多いのです。

過度な有酸素運動とカロリー制限を行った結果として、体重は減ったものの筋肉量も同時に減ってしまい、逆に体脂肪率が以前より高くなってしまったケースも報告されています。

脂肪を効果的に減らそうと思えば、筋力トレーニングこそ大切です。

筋肉がついていないところは代謝が低くなり、脂肪細胞は密度が詰まって固くなりがちだからです。血流が滞り、柔軟性も落ちれば、さらに脂肪がついてしまいます。

「食事を制限して、有酸素運動も真面目にやっているのになぜか痩せない…」と悩む人は多いですが、筋肉を減らしてしまえばダイエットがうまくいかないのは当然なのです。

むしろ以前よりも基礎代謝が落ちている分、太りやすくなっていますから、リバウンドを繰り返すことで、ますます痩せにくい体質になってしまうという悪循環になってしまうでしょう。


栄養と運動で、筋肉を維持すること。

それがあなたの男性更年期の症状を軽減し、ダイエットも成功に導いてくれるでしょう。

最強の若返り「成長ホルモン」は、何歳からでも分泌を増やせる

成長ホルモンとは？

筋肉を減らさないための「**守り**」の生活習慣について見てきました。

ここからは、より積極的な「**攻め**」についてもお伝えしましょう。

最初のおすすめは、「成長ホルモン」の分泌を増やすことです。

成長ホルモンは文字通り、身体を成長させる働きを持っています。

子供が大人に成長していくためのホルモンとして有名ですが、その働きは成長期だけにとどまりません。

大人になってからも重要で、たんぱく質の合成を通じて筋肉の発達に関わるほか、骨格

を維持し、脂肪を分解する働きを持っています。

こうした働きは、男性更年期の症状を軽減することにも関連してきます。

肌の再生や疲労の回復などの働きもあります。

つまり、細胞の修復と再生です。

そのため「若返りのホルモン」と呼ばれることもあり、いつまでも若々しくいるためのも大切なホルモンと言えます。


しかし残念なことに、加齢に伴って成長ホルモンの分泌は減少してしまいます。

そのため、積極的に成長ホルモンの分泌を促す方法が大切になってくるのです。

筋トレで成長ホルモンの分泌を促そう

成長ホルモンの分泌を増やす方法は、主に３つあります。

1つ目は、**比較的強度の高い運動**です。

特にレジスタンス運動、いわゆる「筋トレ」は、成長ホルモンの分泌を刺激してくれます。

ただ中高年になってから強度が高い運動をいきなり行うことはリスクが伴いますし、続きにくいのはすでにお伝えした通りです。

そこでステップとして、まずは中強度の運動から入るのがお勧めの方法です。

たとえば「早歩き」。

ただのウォーキングでは強度が低いのですが、早歩きはより強度が高い中強度の運動ですので、より強度の高い運動の準備として効果的です。

早歩き自体の健康効果も、高いものがあります。

2型糖尿病や高血圧といった生活習慣病のリスクを下げるほか、心疾患のリスクを軽減し、認知症の予防にも効果的というデータもあります。

心肺機能も高まり、下半身の筋肉も鍛えられ、刺激が加わることで骨の強度もアップするなど、シニアには嬉しい健康効果が多く得られます。

いざ筋トレを行う際も、まずは軽い負荷から入りましょう。

たとえば太ももの筋肉を鍛える「スクワット」であれば、椅子の背につかまりながら行ったり、椅子に座った状態から始めることで、負荷を減らすことが可能です。

あるいは「腕立て伏せ」では胸、肩、上腕三頭筋などの筋肉を鍛えられますが、ひざをついた姿勢から始めることで、負荷を軽くすることができます。

また軽くともゆっくりと動作を行うスロートレーニングであれば、関節や筋肉にかかる負担を少なくできる上に、筋力を高める効果も十分に得ることができます。

もし本格的なウェイトトレーニングを行う場合でも、軽い負荷で十分に筋肉に刺激が加わるものがよいでしょう。

たとえばベンチプレスなどは、胸の筋肉だけでなく肩や腕が連動するため、十分な負荷をかけるために重い重量を必要としがちです。

そこでダンベルフライなどの種目を選ぶことで、軽い負荷で胸の筋肉に十分な刺激を与えることができ、結果として早く大きく、筋肉を発達させることができます。

逆に、重い重量を上げることにこだわってしまうと、狙った筋肉に効かせることが難しくなり、結果がでない上に怪我もしやすくなるので、おすすめしません。

最も分泌が最も増えるのは睡眠時

成長ホルモンの分泌を促す2つ目の方法は、**適切な睡眠と休息**です。

俗に睡眠のゴールデンタイムとして、午後10時~午前2時が大切といわれますが、その根拠も成長ホルモンの分泌と関係しています。

というのも、このホルモンは睡眠に入ってから3時間後に最も多く分泌されるためです。

ただ正確には、時間帯によって成長ホルモンの分泌が左右されることはありません。

分泌を促すのは、あくまで睡眠の深さです。

具体的には深い睡眠であるノンレム睡眠に入った時、それも1回目のノンレム睡眠時に大量に成長ホルモンが分泌されます。

その後の睡眠では分泌は急速に減っていくため、最初の深い眠りに入る時間がポイントになります。それは約3時間後であることが多いので、その時間帯が大切といわれるようになったのでしょう。

具体的な良い睡眠のとり方は、第１章で詳しくお伝えしていますので、参考にしてほしいと思います。

ストレス管理も大切

３つ目の方法は、**ストレスの管理**です。

というのも成長ホルモンは、ストレスがかかると分泌が減ってしまうからです。

これには、ストレスに対抗して分泌されるホルモン「コルチゾール」が関係しています。

コルチゾールは副腎皮質から分泌されるホルモンで、交感神経を刺激して身体を緊張状態にします。脈拍や血圧も上がり脳も覚醒するため、身体はストレスに対抗しやすくなります。

しかし一方で、コルチゾールは成長ホルモンの分泌を抑制する働きもあるため、過度なストレスが続くことは好ましくないのです。

また第1章でもお伝えしたように、コルチゾールを分泌する副腎は、男性ホルモンも分泌しています。

つまりストレスによって副腎が疲弊することで、男性ホルモンも減ってしまうのです。それは男性更年期の症状を重くすることにもつながりますし、ホルモンバランスが崩れることで前立腺肥大症のリスクも上がります。

現代社会に生きる私たちは、ストレスをゼロにすることはできません。

前立腺世代の中高年男性は、ストレスを管理することが大切。

ストレスを感じたら早めに解消して、できるだけため込まない工夫を心がけたいものです。

長生きしたけりゃ、良い血管も手に入れなさい

日本人の死因の第2位は心疾患

筋肉の大切さについてお伝えしてきましたが、**血管**もまた大切です。

なぜなら、健康な血管は高血圧や動脈硬化のリスクを軽減し、心血管疾患の予防にもつながるためです。


日本人の死因の第2位は心疾患。

心疾患とは心臓の病気全般のことを指します。

その原因の大部分を占めるのが、血流が悪くなって心臓の筋肉が酸素不足や栄養不足になることです。

たとえば狭心症は、動脈硬化で冠動脈が狭くなり心筋への血流が足りなくなるのが原因

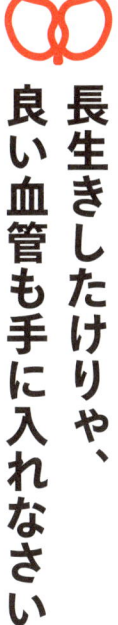

です。

また心筋梗塞は動脈に出来た血栓により、心筋へ血液が送られなくなる病気です。

病気のリスクを減らすために、健康な血管は大切な要素なのです。

血管と男性ホルモンの関係とは

しかし残念ながら、50歳を過ぎる頃から血管のコンディションは悪化しがちです。

というのも、男性ホルモンであるテストステロンは、血管の成長や修復に重要な役割を果たしているからです。

男性更年期にはテストステロンの分泌が減少しますから、血管の修復力も弱まり、先に挙げたような心疾患にかかるリスクが上がってしまうのです。

でも、過度に心配する必要はありません。

筋肉をしっかりと維持していれば、血管のコンディションを良い状態に維持できます。

その理由はいくつもありますが、まず筋肉を鍛えることで、男性ホルモンであるテストステロンの分泌を増やせることが挙げられます。

また筋肉から分泌されるマイオカインには、動脈硬化を抑制する効果があります。マイオカインは骨格筋から分泌されるホルモンやペプチド(アミノ酸がつながったもの)の総称で、筋肉量が増えれば分泌も増やせます。

筋肉を鍛えることで、血液のポンプ効果も高まります。全身の血液循環がよくなることで、血管の内側に刺激が加わって細胞が活性化。血管自体が強くしなやかになります。

筋肉を鍛えて維持することは、良い血管と健康長寿にもつながるのです。

筋トレするなら太腿から。筋肉の約70％が下半身にある

なぜ太腿なのか？

筋肉を効果的に鍛えるなら、**太腿**（**太もも**）に注目しましょう。
なぜなら身体の中でもっとも大きい筋肉があるため効率が良く、得られる効果も高いからです。

下半身には全身の筋肉の約70％が集まっています。
その中でも大腿の前面にある筋肉群は大腿四頭筋《だいたいしとうきん》と呼ばれ、ここを鍛えることで大腿直《だいたいちょっ》筋《きん》、外側広筋《がいそくこうきん》、内側広筋《ないそくこうきん》、中間広筋《ちゅうかんこうきん》の4つを鍛えることができます。

大きな筋肉から鍛えることで、効率良く男性ホルモンの分泌や代謝の改善が期待できま

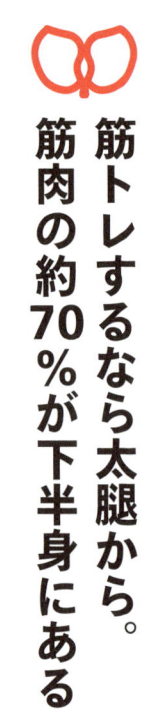

す。

筋肉量が増えることで基礎代謝も増加しますし、エネルギー消費が増えるため脂肪燃焼効果も高まり、生活習慣病の予防にも役立ちます。

大腿を鍛える手軽な運動

大腿を鍛えるには、**スクワット**がおすすめです。

器具もいらず、場所も選ばないため始めるハードルが低いですし、自分の体重を利用すれば重い重量も扱わないで済むためです。

具体的な方法は、次の通りです。

⑴足を肩幅に開く
⑵太ももが床と平行になるまで、お尻を引きながら腰を下げていく
⑶ゆっくりと元に戻る

これを1日10回を目安に行いましょう。

慣れたら徐々に増やしていき、1日10回を3セット程度に増やしてもよいでしょう。ただ翌日に筋肉痛が残るようであれば、解消するまで休むようにしてください。

もしキツいようであれば、椅子の背につかまりながら行ったり、椅子に座った状態から始めることで、負荷を減らすことも可能です。


なお、効果を高めるコツがあります。

それは、負荷が大腿から逃げないようにすることです。

よくあるのは、ひざが前後に大きく動いてしまうこと。それだと負荷が逃げてしまいます。お尻を意識して後ろに引くように降ろし、ひざはできるだけ前に出さないようにしましょう。

同じ理由から「ゆっくり」行うこともお勧めです。早く動けばその分反動も使ってしまいますので、負荷が他の部位に分散してしまい、肝心の大腿に効きにくくなります。

ゆっくりと動作することで、筋肉にかかる負荷を安全に、かつ確実に増やせます。

回数を増やすことにこだわるよりも、いかにゆっくりと1回のスクワットに時間をかけられるか、にこだわっていきましょう。

効果を上げたいなら順序が大事！ウォーキングは筋トレの後で

日々の散歩など、ウォーキングを生活習慣の中に取り入れている人もいることでしょう。

そうした有酸素運動と筋トレは相乗効果がありますので、ぜひ継続して行ってほしいと思います。エネルギー消費が促進され基礎代謝が増えますので、さらなる脂肪燃焼が期待できます。

ただその場合にも、効果を高めるコツがあります。

それは「**筋トレが先、ウォーキングは後**」の順番で行うことです。

ウォーキングは有酸素運動ですので、血流や酸素供給を改善することができ、筋トレの疲労を回復する効果が得られます。

またウォーキングは負荷が低く、筋肉を休めながら適度なストレッチ効果が得られるため、筋肉の緊張を緩めて柔軟性を保つ効果があります。

こうしたことから、「筋トレが先、ウォーキングは後」を心がけてみてください。

骨盤底筋体操で、排尿・排便・性機能を快適に保つ

骨盤底筋とは？

ここで、前立腺世代の男性に役立つエクササイズをお伝えしたいと思います。

それは、「**骨盤底筋《こつばんていきん》体操**」というものです。

骨盤底筋とは、文字通り骨盤の底にある筋肉群のことです。恥骨や坐骨、尾骨などに接しており、膀胱や直腸を支えています。

普段は収縮していますが、便意や尿意があると弛緩します。つまり排泄のコントロールを行っている筋肉です。

一方、60歳以上の男性の約半分、85歳以上では実に約9割もの男性が悩んでいるのが前立腺肥大症です。ホルモンバランスが崩れることで前立腺が大きくなり、尿道を圧迫して

排尿が効率良くできなくなる病気です。

骨盤底筋体操は「骨盤底筋」を鍛えることで、その症状を緩和します。筋力が強まることで、骨盤底筋が尿道と直腸を支える力がアップし、尿モレや便秘のリスクを軽減できます。

また骨盤底筋は、性的な機能にも関与していることがわかっています。ここを鍛えることで、ＥＤ（勃起不全）などの性的機能を改善する効果も期待できます。

骨盤底筋体操のやり方

骨盤底筋体操の具体的な方法は、次の通りです。

⑴任意の姿勢をとる。（仰向け、椅子に座る、立つ、など）

⑵尿道と肛門に力を入れて締める。３秒ほど静止するとさらに効果的。

⑶尿道と肛門の力を抜いてゆるめる

回数は、頑張りすぎておっくうになってしまっては続きませんので、無理なく続けられることを優先してください。

個人差はありますが、目安としては最初は1セット2～3回から始め、慣れたら10～25回程度まで増やしてもよいでしょう。これらを1日合計で3～4セットを目安に行ってみてください。


この運動の良いところは、思い立ったらいつでもどこでもできることです。

就寝前後でもできますし、食事や仕事で椅子に座っているときでも、あるいは信号待ちで立っているときでもできます。

効果が現れるまでに約3か月かかるので、焦らず気長に、なにかの「ついで」のつもりで生活習慣に取り入れていきましょう。

筋肉は裏切らない。思い通りにはならないが、やった通りにはなる

筋トレを始めると、欲が出てきます。

筋肉がしっかりとつき、徐々に大きくなってくるにつれ、体調も良くなり、健診などの数字も改善してきます。


ただ難しいもので、欲が出てくると、理想と現実のギャップに悩むことも増えてきます。

「だいぶん良くなったが、もっと良くなりたい」

「ちょっと調子が悪く、前回よりもうまくできなかった」

といったことです。


こんな思い通りにならないときでも、焦らないことが大切です。

というのも、筋肉はあなたの努力を忘れていないからです。

筋肉には「**マッスルメモリー**」という、一種の記憶力のようなものがあります。

もし伸び悩んでも、一時的に下がってしまったとしても、あるいはしばらく運動から遠ざかってしまったとしても、元の筋肉量を覚えていてくれるのです。

だから筋トレを再開したとき、以前の状態に戻るのにかかる時間は、はるかに短くて済みます。

このことを知っておけば、やる気やコンディションに波があっても、筋トレを続けることができます。

筋肉はあなたを裏切りません。

コツコツと、淡々と続けましょう。

たとえ中断しても再開し、また続けていきましょう。

それがあなたの更年期をよりラクなものにし、前立腺の機能を維持することにつながります。

筋トレが難しい人のための、磁気および電気刺激という選択肢

　こうした筋トレを行うのが難しい方には、磁気、あるいは電気による刺激という方法もあります。

　これは医療や研究の分野で使用されている方法で、筋力増強や筋肉回復などの効果も確認されています。

　磁気治療は、磁石または磁気を発するものによって、血行を促進し、筋肉のこりをほぐす治療です。筋肉への直接作用よりも神経系への影響を重視し、より広範な神経経路に影響を与えることができます。

　磁場を用いて間接的に電流を生じさせ、それによって神経細胞を刺激し筋肉に作用します。神経系の調節や治療に用いられます。

電気刺激療法はEMSとも呼ばれ、筋肉や運動神経に電気刺激を与えて筋肉を収縮させる治療法です。微量の電気で筋肉を刺激することで、筋トレに近い効果が期待できます。パッドを身体に当ててスイッチを入れるだけで使用できます。
局所的に筋肉をターゲットとし、筋力増強、筋肉の回復、リハビリテーションに広く用いられます。

こうした方法であれば、立つのが困難な方や運動が制限されている方でも、座ったまま、あるいは寝た状態のままでも筋肉量の維持ができます。

本格的に行う場合は、医師に相談の上、医療機器を使用してほしいと思いますが、もっとお手軽に試してみたい方には、市販の機器も増えてきています。
Web検索で「EMS　筋肉」などと入力すれば、多くの情報がヒットしますので、チェックしてみてはいかがでしょうか。

第3章

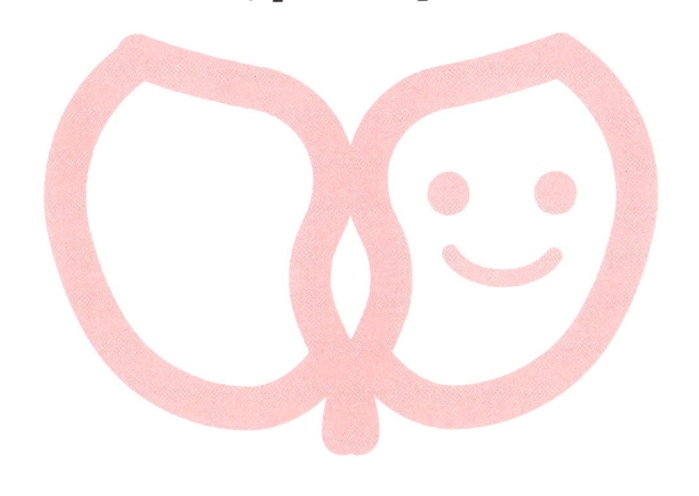

活力の源は「食事」にあり

シニアの食生活は"塩の魔力"に刃向かうことから

なぜ減塩が大切なのか？

「医食同源」。

昔から伝わる通り、食事は身体をととのえ、病気を癒やす基本です。

男性更年期においても、それは例外ではありません。

そこでこの章では、シニアの元気を支える食事と栄養について見ていきましょう。


まずは「**塩分**」からです。

過剰な塩分は、シニアの健康にとって大敵。体内の水分バランスに影響を与えるため、夜間頻尿、勃起不全（ＥＤ）、といった男性更年期の症状を悪化させてしまいます。

同様に肥満や高血圧症、脳卒中、慢性腎臓病といった一般的な病気のリスクを上げますし、血管内皮細胞の損傷を引き起こすことで、テストステロンの産生や利用にも悪影響を与えます。

塩分を控えることはすなわち、「シニアの健康を守ること」と同義なのです。

日本人は塩分を摂り過ぎている

このように大切な減塩ですが、空腹感と同様、私たちを取り巻く環境は厳しいものがあります。

厚生労働省によれば、推奨される日本人の塩分摂取量は、男性が7・5g、女性が6・5gとなっています。しかし実際の摂取量ははるかに多く、男性11・0g、女性9・3gなのです。

つまり普通に生活しているだけで、どうしても塩分過剰になりがちということです。

さらに50歳以降ともなると、リスクが上がってきます。食べものの好みも定着していることでしょう。味覚や嗅覚が衰えると、薄味の食べものでは満足感を得られない、という人も多いはずです。

外食や出来合いの総菜などで食事を済ませている人も多いと思いますが、そうした食事は塩分量が多い傾向がありますからなおさらです。

またそれまで続けてきた長年の食事の習慣がありますから、身体に良いとわかっていても、習慣を変えるのは難しいもの。

味を薄めて減塩を心がけるのは、思いの外ハードルが高いでしょう。

なぜ私たちは塩分が好きなのか？

そもそも、なぜ私たちは塩を好むのでしょうか？

その理由は、私たちの生命の起源にまでさかのぼります。

海の中で生命が誕生して以来、生き物は塩（ナトリウム）を使って生命を維持してきました。

そして、それは陸上に上がってからも変わることがありませんでした。わずかな塩分でも感じとることができる「舌」という超高感度の塩センサーを備えるようになり、いったん取り入れた塩分を逃さないための「腎臓」という臓器も作り上げました。

それほどまでに生命は「塩」と密接に進化してきたのです。

文明が塩分過剰の引き金に

その後、さらに流れを加速する出来事が起こります。

それは人間の文明の進歩です。

人間は約８０００年前に、自分たちで塩を作る方法を編み出しました。それまで貴重品だった塩を、好きなだけ好きなときに作ることができるようになりました。

でも長い進化の歴史で培われた、塩分をため込もうとする身体のしくみは変わりません。舌はあいかわらず塩分を好みますし、腎臓はいったん取り入れた塩分を体内に留めようとします。

このギャップが過剰な塩分を摂り過ぎる原因となり、時に健康を損なっているのが実情です。

「減塩」と一言で言っても、なかなか簡単にはいかないことがわかります。

減塩生活のすすめ

いかがでしょうか。

塩分を控える難しさがわかった今、知識を味方につけながら減塩生活を始めていきましょう。

日本で寿命が最も短い県は青森県であり、塩分摂取量が最も多い県として知られています。

逆に一番寿命が長い県である長野県、そして健康寿命が大きく伸びた大分県は、ともに県が〝減塩〟を積極的に推進していることも知られています。

先にも述べましたが、塩分の多い食事は体内の水分バランスに悪影響を与えます。

男性更年期の症状である夜間の頻尿や勃起不全（ＥＤ）を悪化させますし、血管の損傷を引き起こし、テストステロンの産生にも悪影響を与えます。

他にも肥満、高血圧、脳卒中、慢性腎臓病なども塩分と大きく関わりますから、日々の生活に「減塩」を取り入れることが、健康寿命を延ばす上で大切です。

減塩生活は工夫でうまくいく

とはいえ、減塩生活では長く続けることが大切。

我慢によってストレスが溜まると長続きしませんから、工夫で乗り越えましょう。

たとえばちょっと味が物足りないときは、たとえば味噌汁なら山椒や七味唐辛子を振るなど、「風味」を加えるのも一案です。

料理の味付けも、減塩の工夫はいろいろできます。元々「うまみ成分」の多い食品を使うのもいいでしょう。昆布、かつお節、きのこ類、干しえびなどは、アミノ酸等のうまみ成分を含みますから、塩分が少なくても満足感を得やすいです。

他にも香味野菜を使うことで風味を増したり、柑橘《かんきつ》類やお酢などで「酸味」を足すのも有効です。ごま油などもちょっと垂らすだけで、香りとコクが増します。

また意外なところでは、乳製品も役立ちます。牛乳や生クリームは塩分が少ないわりに、比較的強い塩味を感じさせてくれるためです。

調理方法でも、減塩の工夫ができます。

焼く際に焦げ目をつけて風味を増したり、熱いまま食卓に出すことで、少ない塩分でもおいしく頂くことができます。

塩を使う際も、全体にまぶすのではなく、表面だけに使うことで、使用量を減らすことができます。

もし塩分を取り過ぎてしまったなら、身体から出す工夫も加えましょう。

カリウムには塩分を排出する働きがあります。

フルーツならバナナやキウイに豊富に含まれていますし、野菜であればほうれん草やにんじん、アボカド、ブロッコリー、小松菜などがお勧めです。

食生活の工夫でおいしく無理なく、減塩生活を習慣にしていきましょう。

50歳過ぎたら、朝食が元気の源

中高年が朝食を抜くことの、大きなリスクとは？

「忙しくてつい、朝食を抜いてしまう」という方は多いようです。

あるいは糖質制限がいいと聞き、朝食で糖質を控える方も近年増えているのではないでしょうか。

しかし結論から言えば、

「**50歳を過ぎたら、朝食はしっかり食べる。もちろん糖質も摂る**」

これが正解です。


その理由は２つあります。

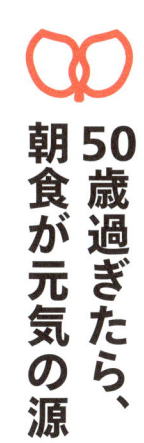

1つ目は、これまでもお伝えしてきた男性ホルモン「テストステロン」との関係です。朝から糖質を摂ることで、血糖値が上昇します。そして血糖値の上昇は、テストステロンの上昇に影響を与えるのです。

言い換えれば、朝食を抜くなどして血糖値が下がってしまうと、テストステロンもまた減ってしまいます。ホルモンのバランスが崩れることで前立腺の機能も損なわれ、男性更年期が重くなってしまう要因にもなり得ます。

また研究によれば、朝食を抜くことで性機能が低下して勃起不全（ＥＤ）のリスクが増加することが示されています。これもテストステロンの減少が原因です。

脳を起こすためにも朝食は抜かない

2つ目の理由は、脳の活性化です。

朝食を摂ることで、脳へのエネルギーが供給されます。特に糖質は脳の主なエネルギー源ですから、一日のよいスタートを切る上で欠かせません。

逆に言えば、朝食を抜くことで朝からボーッとしてしまい、そのままダラダラと午後も過ごしてしまう可能性も高まってしまいます。

そうならないためにも、朝食を抜かずにしっかり食べること。そして糖質も摂ることが、人生の質をキープするためにも大切です。

糖質の摂り過ぎも要注意

ただ、何事もバランスは大切です。

いくらエネルギーを補給したいからといって、食べ過ぎるのはよくありません。

たとえば糖質を一度に摂り過ぎてしまうと、血糖値が急上昇します。急に上がったものは急に下がりますから、身体は低血糖状態になります。いわゆる「血糖値スパイク」です。

そうなると脳のエネルギーが枯渇して生活の質も下がりますし、テストステロンの分泌にも悪影響があることはすでにお伝えしたとおりです。

いずれも、男性更年期にとって好ましくありません。

よかれと思って摂り過ぎてしまい、かえって身体にダメージを与えてしまうのは避けたいですね。

糖質は適度な量を、回数を多めに摂るように心がけましょう。

なおたんぱく質の摂り過ぎも、消化吸収に負担がかかりますし、脂質の摂り過ぎは、生活習慣病にも良くありませんから、同様に注意したいもの。

抜くのでもなく、摂り過ぎるのでもなく、栄養をバランス良く摂ることが、中高年男性の元気のコツです。

「50歳からの元気」を支える頼もしい栄養素たち

摂りたい栄養素、目的別

ここまで見てきたように、50歳以降は元気がなくなりがちです。テストステロンの減少によって男性更年期障害（LOH症候群）が起こりますし、他にも男性型脱毛症（AGA）、勃起不全（ED）なども起こってきます。

その大きなカギを握るのが栄養ですが、具体的にはどのような栄養素が必要なのでしょうか？

まずは、目的別に見ていきましょう。

テストステロンの分泌を維持する目的であれば、

「タンパク質、亜鉛、ビタミンD、脂質」をしっかりと摂りましょう。

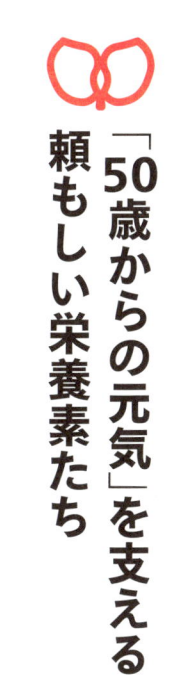

これらは、テストステロンの合成に必要な栄養素です。

たんぱく質は肉や魚、大豆などから摂ることができます。これらは外食中心の食生活を送っていると不足することも考えられますから、メニュー選びの際は意識しつつ、しっかりと摂るようにしましょう。

亜鉛は魚介類や肉類、卵や大豆などに含まれています。一方で野菜や果物にはあまり含まれていないため、意識してたんぱく質食品を摂っていくようにしましょう。

ちなみに亜鉛が特に多く含まれているのは牡蠣《かき》ですが、牛肉にも比較的豊富に含まれています。

ビタミンDはきのこ類や魚介類、卵や乳製品などに多く、逆に野菜や穀物、豆類にはほとんど含まれていません。

ビタミンDは骨をつくるカルシウムの代謝に関係していることで知られていますが、近年は免疫力との関わりが注目されています。風邪、インフルエンザやウイルス性の疾患の予防としても効果的ですから、日常的に摂りたいものです。

脂質は「太る」というイメージが強いため、避けている人もいるかもしれません。

しかし脂質は誤解されている栄養素です。摂りすぎた脂質は体内でエネルギーとして使われないと脂肪として蓄えられますが、むしろ糖質のほうが、余ると中性脂肪に変わって身体に蓄えられてしまう分、よほど太りやすいと言えます。

また脂質は身体の細胞膜の材料でもあり、身体全体の炎症にも関わってきます。テストステロンをつくる上でも欠かせませんから、脂質を控えると元気が衰えていってしまいます。

しっかりとバランス良く、脂質も質の良いものを適量欠かさず摂っていきましょう。

その他の目的で摂りたい栄養素たち

勃起不全（ＥＤ）の予防には、血液の循環を改善することが大切です。

そのためには、「**抗酸化物質、心血管に良い脂質**」の摂取が重要になってきます。

抗酸化物質とは、体内の活性酸素を抑制したり除去してくれる物質のこと。活性酸素が血管の細胞を酸化させてしまうと、血管はサビつき、もろくなります。それを防ぐために、日頃から抗酸化物質を含む食品を摂りたいものです。

具体的に挙げると、ビタミンCやビタミンE、ポリフェノールやカロテノイドといった栄養素には、抗酸化力があります。

たとえば日々の食卓で、ビタミンCを多く含むパプリカ、ブロッコリーなどの緑黄色野菜を摂るのも良いでしょう。ビタミンCは水溶性なので、焼く、蒸す、炒めるなどの方法で調理すれば、さらに効果的です。

ブロッコリースプラウトに含まれるスルフォラファンは、前立腺の健康をサポートする抗酸化物質であり、炎症を抑制する効果も高いのでお勧めです。フルーツで摂るなら、キウイフルーツや柑橘《かんきつ》類などを選びましょう。

また色鮮やかな緑黄色野菜やフルーツは、カロテノイドという抗酸化物質も含みます。先に挙げたパプリカや柑橘系の他にも、トマトやほうれん草などにも含まれています。

後述しますが、緑茶に含まれるカテキンも、強い抗酸化力が期待できます。

男性型脱毛症（ＡＧＡ）などの薄毛を予防する目的であれば、「**亜鉛、ビタミンD、ビオチン、オメガ3脂肪酸**」などの栄養素を摂りたいところ。

これらの栄養素が不足すると炎症が起こりやすくなり、頭皮や毛包の機能に悪影響を与えることがわかっています。

亜鉛は先述したように、魚介類や肉類、卵や大豆などに多く、ビタミンＤはきのこ類や魚介類、卵や乳製品などに含まれています。

ビオチンとは、ビタミンＢ群に属するもので、皮膚の炎症を抑えてくれます。レバー（特に鶏レバー）やきのこ類、魚介類、卵などに多く含まれています。

オメガ３脂肪酸とは、青魚に含まれるＥＰＡやＤＨＡ、えごま油や亜麻仁油に含まれるα-リノレン酸などを差します。血流を改善し、細胞の炎症を抑える効果が期待できます。

前立腺がんの予防としては、「**カテキン**」も抑えておきたいところ。

カテキンは緑茶に含まれるポリフェノールの一種であり、前立腺がんの予防や、病状の悪化防止に役立ちます。

カテキンには強力な抗酸化作用があるため、活性酸素の生成を抑制し、細胞の酸化ストレスを軽減します。これにより、前立腺がんの発症や進行に関与する可能性のある細胞の損傷を、防ぐことができるのです。

前立腺世代が摂りたい栄養素5選

50歳からの元気を支えてくれる頼もしい栄養素について、さらに見ていきましょう。

次は、私が選んだ「前立腺世代が摂りたい栄養素5選」です。


1つ目は、「**リコピン**」です。

リコピンとは、トマトなどの赤い野菜や果物に多く含まれるカロテノイドの一種。抗酸化作用を持つことで知られています。

そして中高年の方にとって嬉しいことに、リコピンは更年期や前立腺への好影響もあります。

具体的にはリコピンを摂取することで、テストステロンの濃度が増加することが報告されています。男性ホルモンのバランスが整うことで、男性更年期を遅らせたり、症状を軽減する効果が期待できます。

また、前立腺がんの予防や進行抑制にも役立つことがわかっています。複数の研究が、リコピンの抗酸化作用によって前立腺がんの発生や進行のリスクを低下させることを示しています。

リコピンを効果的に摂る方法は、やはりトマトがお勧めです。生のトマトも良いですし、トマトソースやトマトジュースなどの製品からでも摂れますので、食事に取り入れていきましょう。

2つ目の栄養素はビタミンD

2つ目のおすすめ栄養素は、「**ビタミンD**」です。

ビタミンDはテストステロンの産生に関与しており、性ホルモンのバランスを維持するためにに重要だからです。もしビタミンDが不足してしまうと、体内のテストステロン濃度が低下することもわかっています。

またビタミンDはカルシウムのバランスを整えますので、骨の健康を保つのにも有効です。

近年は免疫力やガン予防、糖尿病などにも有効という研究データも出ていますので、要注目の栄養素です。

なお日本では日焼けを避ける傾向が強いことで、ビタミンDが不足する人が多いといわれています。

特に冬の季節は注意したいですし、外出をあまりしない人や、仕事で室内にいることが多い人は、積極的に取り入れるようにしましょう。

ビタミンDはサーモンやマグロなどの魚類、卵黄、シイタケなどの食品から摂取することができます。

また、日の光を浴びることによって体内でビタミンDを作ることもできますので、定期的に日光浴をするのも良いでしょう。

ただ注意したいのは、紫外線を完全にカットしてしまうと、ビタミンDは作れないということです。念入りな日焼け止めや、UVカットの窓ガラス経由では効果が得られません。日焼けが気になる方は、ビタミンDをサプリメントから摂ることも検討するとよいでしょう。

オメガ3脂肪酸もおすすめ

目的別の男性型脱毛症（AGA）のところでもお勧めしましたが、オメガ3脂肪酸もシニアにお勧めの栄養素です。EPAやDHA、α-リノレン酸などがそれに当たります。

オメガ3脂肪酸は炎症を抑制する働きがあり、血流を改善することで前立腺の健康や勃起不全（ED）の予防にも役立ちます。

私たちの細胞膜は脂質から出来ていますが、どの脂質でも同じという訳ではありません。オメガ3系を材料にすると細胞膜が柔軟になり、細胞内外との物質の伝達がスムーズになり、新陳代謝が活性化するというメリットがあります。

またプロスタグランジンという生理活性物質は脂肪酸から作られるため、オメガ3の比率が高いと、体内の炎症を抑える働きが強まることもわかっています。

前立腺への好影響も、研究によって明らかになっています。

オメガ3脂肪酸の摂取が前立腺がんのリスク低下に関連していることが示されていますし、前立腺の炎症が抑えられることで快適な排尿が維持できます。テストステロンの生成にもよい影響があることがわかってきました。

また血管を拡張させることで、勃起不全（ＥＤ）の改善・予防に寄与することは、先の節でもお伝えしたとおりです。

血流を改善し、細胞の炎症を抑えるオメガ3。シニアの方は特に、意識して摂りたいものです。

4番目のおすすめ栄養素は亜鉛

亜鉛をおすすめする理由はズバリ、前立腺の機能に欠かせない栄養素だからです。

もし不足してしまうと、前立腺の肥大や炎症を引き起こします。

また亜鉛はテストステロンの産生に関わっているため、不足すると性欲の低下や勃起不全（ED）の原因にもなり得ます。

こうした理由から、亜鉛はしっかりと摂りたい栄養素です。

亜鉛を食事から摂るには、牡蠣、赤身の肉（特に牛肉や豚肉）、鶏肉、ナッツ、種子、全粒穀物などがよいでしょう。

もし日々摂るのが難しかったり、量が不足しがちであれば、亜鉛のサプリメントを利用することも検討していきましょう。

大豆イソフラボンを忘れずに

大豆に含まれるイソフラボンも、前立腺の健康維持に役立つおすすめの栄養素です。

たとえばゲニステインやダイゼインというイソフラボンは、前立腺の炎症を抑制して前立腺がんのリスクを下げてくれます。

また大豆製品には血管を拡張させるアルギニンというアミノ酸が含まれています。アルギニンは一酸化窒素の生成を促進し、血管の健康をサポートすることで勃起不全（ＥＤ）の予防に役立ちます。

大豆製品を摂ることは、テストステロン濃度の安定にもつながります。大豆製品には、女性ホルモンに似た植物性エストロゲンが含まれており、テストステロンがジヒドロテストステロン（ＤＨＴ）に変化することを抑制し、脱毛や前立腺肥大のリスクを軽減する効果があります。

大豆製品は、私たちの食生活でおなじみのものが多いでしょう。豆腐、納豆、豆乳などの大豆製品は、大豆イソフラボンを豊富に含んでいます。

これらの食品を意識して選ぶようにすることで、効率的に大豆イソフラボンを摂ることができ、前立腺を健康に保ち、テストステロン濃度を維持に役立ちます。

50歳からの食事は「空腹感」も意識しよう

なぜ空腹感が大切なのか？

ここまでは、主に摂りたい栄養についてお伝えしてきました。

ただ「過ぎたるは及ばざるがごとし」という言葉もあるように、いくら良い栄養でも、やみくもにとればいいというものではありません。

食べるときは食べつつも、空腹を感じるべき時は、しっかりと空腹を感じること。このメリハリが大事になってきます。なぜなら空腹の状態は、

・前立腺細胞の増殖を抑制する
・テストステロンの分泌を促進する

といった、中高年にとって好ましいメリットがあるためです。

研究でも、空腹感を感じることでテストステロンの分泌が促され、前立腺肥大症のリス

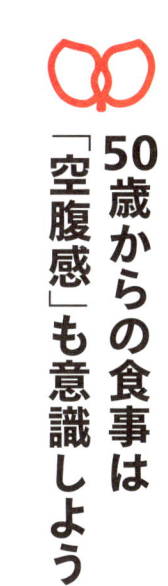

クを抑えることが裏付けられています。

またテストステロンの分泌は、男性機能や筋肉の維持にも役立ちます。

他にも脂肪燃焼を促進し、体重管理やメタボリックシンドロームのリスクを低減する効果も得られます。

食のメリハリをつけて空腹を感じる時間を作ることは、50歳からの活力に大いに寄与してくれるのです。

飽食の時代に、活力が失われがちな理由とは

とはいえ、飽食の時代に生きる私たちにとって「空腹」は、意識しないとなかなか経験できないものでもあります。

街を歩けばコンビニにはお菓子やお弁当が並んでおり、広告が購買意欲に拍車をかけます。スーパーの店頭も同様で、安価で口当たりのいい食べものがお手軽に、好きなだけ手に入ります。口寂しくなるとつい、なにかを食べてしまう人も多いでしょう。

しかしその結果が、中高年以降の男性の、活力低下です。

ただでさえ50代以降はホルモンバランスが崩れやすく、体力の低下のリスクが高まる時期です。男性更年期障害で元気はなくなり、薄毛で頭は薄くなり、ＥＤなどで性欲も性機能も落ちてきます。前立腺が弱り尿がもれることも珍しくありません。

そうした中で食生活まで乱れるとホルモンバランスが崩れ、さらに体力・活力が失われてしまうでしょう。


「お腹は減っていないが、時間になったから何か食べなければ」

「なんとなく食べたいから、つい口に入れてしまった」

こうした食習慣を改め、意識して空腹を待つこと。お腹が減っていなければ、昼食、夕食に関しては食事をしないこと。

その心構えが中高年以降、あなたの活力を守ります。

客観的なデータでも、食生活の改善によりムダな体重も減り、血圧や血糖値が安定したり、脳の活性化が促進されたりするなどの効果も報告されています。

50歳からでも遅くない！

空腹の大切さをお伝えしてきました。

「とはいえ、いままでさんざん暴飲暴食してきたし…」

「今更、遅いのでは？」

こう思う人もいるかもしれません。

でも、大丈夫。今からでも、決して遅くありません。

実際、50代から食生活を改善した人々が健康な体調を維持し、活力溢れる生活を送っている例を私は数多く知っています。中高年になってから心機一転し、食欲に任せた食生活を一変。意識して栄養を摂ることで、病気のリスクを軽減しつつ、体力や筋力を維持して心身の調子を整えている人たちです。

何歳になっても例外なく、あなたの身体は食生活で変えられます。

空腹を意識して、健康の基盤を築いていきましょう。

なぜ前立腺がんは急に増えたのか？

食事の変化が増加の要因

前立腺がんは、60歳以上の男性に多く発症するがんです。

もともと日本人にはそれほど多くなかったのですが、この20年ほどで急激に増加しています。男性患者数は1999年には約1万8000人だったのですが、2020年には約10万5000人にまで増えているのです。

なぜ急に増えたか、ということですが、理由の1つは食事の西洋化です。

戦後の経済成長に伴い、日本人の食事は急速に西洋化しました。それまでより肉や乳製品を食べる機会が増え、動物性脂肪の摂取も増えました。同時に、高カロリーで食物繊維が少ない食事が一般的になりました。

このような食事は肥満や内臓脂肪の増加につながりますから、前立腺がんの発症リスクを高めてしまうのです。

前立腺がんのリスクを減らすための生活習慣

ここで前立腺がんリスク低減のための健康的な体づくりについて、5つのポイントをまとめてみました。

すでに詳しくお伝えした内容は、該当する章をご紹介しています。

(1)バランスの取れた食事

野菜や果物、全粒穀物。また質の良い脂肪、低脂肪の乳製品、豆類、魚などをバランスよく摂りましょう。

脂肪の多い肉や加工肉の摂取を控えることもお勧めです。このあたりは第3章にて、具体的に詳しくお伝えしています。

⑵適度な運動

定期的な運動は前立腺がんのリスクを低減するのに役立ちます。詳しくは第2章もご参照ください。

⑶適切な体重の維持

肥満や内臓脂肪の増加は前立腺がんのリスクを高める可能性があるため、適正な体重を維持することは前立腺がんの予防につながります。

これはバランスのとれた食事と適度な運動によって、自然と達成されるでしょう。

⑷禁煙

喫煙は前立腺がんのリスクを高める要因とされています。長年吸ってきた方には難しい面もあるかもしれませんが、できるだけ禁煙を心がけましょう。

なお依存症は単に我慢するだけでは不十分で、知識や心構えも大切です。『禁煙セラピー』という、世界38カ国で翻訳され、累計１３００万部を超える本もありますので、気になった方はチェックしてみてはいかがでしょうか。

⑸定期的ながん検診

50歳以降は、前立腺がんの検診を受けることを推奨します。

特にPSA検査は、前立腺がんを早期に発見するために有効です。採血のみで検査できて比較的手軽な上、精度も高く発見率も高いので、ぜひ定期的に受けてほしいと思います。

お酒は「百薬の長」ではなかった！

シニアが知っておきたいお酒のリスク

「酒は百薬の長」とは、よく聞く言葉ですね。古代中国の本にも書かれていたそうで、長年伝わる言葉だけに、説得力を感じているお酒好きの人も多いと思います。

しかしシニアの前立腺に関しては、残念ながらこの言葉は当てはまりません。

なぜならアルコールを摂ることは、前立腺癌や勃起不全（ＥＤ）、男性型脱毛症（ＡＧＡ）のリスクと関係があるからです。

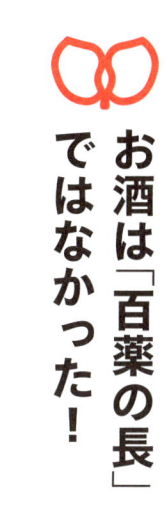

データを見ても、アルコールの摂取量が増えると、前立腺癌の発症リスクも上昇する傾向があります。

アルコールはＥＤ（勃起不全）にも悪影響があります。神経系や血管系に影響を与え、勃起機能に悪影響を及ぼすことがあるためです。

またアルコールの飲み過ぎはホルモンバランスにも影響を与えるため、男性型脱毛症（AGA）のリスクも増加させ、進行を促進する可能性があります。

なおアルコールの摂取は、男性のテストステロンの産生にも悪影響を及ぼします。長期的な飲酒はテストステロンレベルの低下を引き起こしますから、ホルモンバランスが崩れて男性更年期の症状を悪化させる可能性がありますし、先の性機能の低下もさらに促進する可能性があります。

お酒のリスクは、シニアに限らない

シニアに限らず、お酒はほどほどに控えたほうがよいでしょう。

というのも、アルコールの悪影響は多岐にわたるためです。

アルコールはその量に関わらず、体内で分解されると「アセトアルデヒド」という有害物質に変わります。発がん性があり、分解が不十分だと喉頭がんや食道がんのリスクが高まります。

また肝機能への負担、骨密度の低下、高血圧や心臓病のリスク、認知機能の低下、などの悪影響もあり、晩酌後にうたた寝をする方は、夜間頻尿の原因となることや、脳梗塞・心筋梗塞のリスクが上がることもわかっています。

そもそも日本人はアセトアルデヒドの分解ができない人が約10％おり、その機能が弱い人は約30％以上にもなります。

しかも残念なことに、アルコールの影響は加齢とともに強まる傾向があります。

一般的な健康リスクに加えて、男性更年期特有のリスクも上がってしまうのですから、加速度的に健康被害が起こることもあり得ます。

歳を重ねるごとに飲酒の量は減らしていく。これが更年期の新常識です。

あえて飲むなら、赤ワインも選択肢に

もしどうしてもお酒を飲むのであれば、少しでも健康効果のあるお酒にしたいものです。そういう意味では、赤ワインなどは比較的よい選択肢でしょう。

赤ワインにはポリフェノールの一種であるレスベラトロールが豊富に含まれており、抗酸化作用や抗炎症作用があります。その作用によって血管の健康が維持しやすくなり、更年期の症状が軽減され、心血管疾患のリスクも下がる可能性があります。

実際、フランス人は脂肪が多い食生活にもかかわらず、血管疾患の発症率が低いことで知られています。その理由は赤ワインから摂るポリフェノールの摂取量が多いため、という説があり、俗に「フレンチパラドックス」とも呼ばれています。

水分摂取を控えてもムダ？

濃縮された尿は「少量頻回」の頻尿になる

私たちは、年齢とともに喉の渇きを感じにくくなってきます。
加えて尿モレが気になってくると、なんとなく水分を控える人も増えてきます。
こうしたことから、更年期の男性は、水分を摂る量が減ってくることが多いです。

しかし結論からいえば、**水を控えてはいけません**。

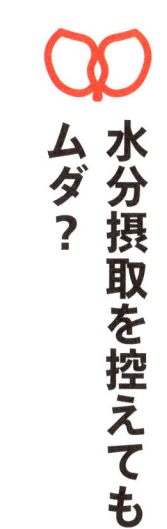

なぜなら水分摂取の必要性はむしろ高まっているから。
たとえ喉が渇かなくても、体内では必要としているのです。
私たちは年齢とともに腎臓の機能が低下します。腎臓の組織が徐々に硬くなり、腎臓のフィルター機能が低下するため、腎臓の効率が下がります。

体内の水分量と電解質（ナトリウムやカリウムなど）のバランスを保つことも難しくなり、脱水症状や電解質の不均衡が起こりやすくなります。

また、高血圧や心血管疾患のリスクが高まり、老廃物の蓄積が起こりやすくなります。

こうしたことから、水分をより多く摂取する必要があります。


もし水分が不足すると、尿が濃縮された上に少量頻回となり、身体に負担がかかってしまいます。


ではどうするか？ということですが、水分摂取が必要なのに、そのサインを感じ取ることができなくなるのですから、知識で補うことが大切。

のどが渇いていなくとも、意識して水を飲むようにしましょう。飲む時間配分をあらかじめ決めてもよいですし、1回あたりの量を少し増やすようにするのもよいでしょう。

身体の感覚を当てにし過ぎることなく、水分は頭でコントロールしていきましょう。

50歳代のうちに、水分摂取の習慣をつけよう

のどが渇いていないのに、水分は必要。こうした傾向は今後ずっと続きます。

いちいち考えなくても摂れるように、50代のうちに習慣にしておくのもお勧めです。

そうすることで、うっかり忘れることもなくなりますし、他にも多くの健康メリットを得ることができます。たとえば水分摂取を行うことで、
・脱水の予防
・消化促進（便通の改善）
・美肌効果
・腎臓の機能の温存
などの効果が得られます。

病気のリスクを減らす効果も期待できます。

十分な水分を摂ることで前立腺疾患のリスクが低下します。

また水分不足はテストステロンの低下と関連していますので、そうならないように予防する効果も得られます。

シニア男子厨房に入るべし

この章では50歳以降の食事について、いろいろ見てきました。

それらをふまえて、あなたにご提案したいことがあります。

それは、

「**ときにはご自身で厨房に入り、食事を作ってみよう**」

ということです。


その理由は3つあります。

「心」と「身体」と「頭」の3つです。


まず「頭」。

食事のために買い物に行くにしても、まず冷蔵庫の中に何があるのかを知っておかねばなりません。そして実際に食事を作り出すと、出来上がりに向けて複数の事を同時進行しないといけないといけないので頭はフル回転します。

食事が出来るのをテレビを見ながら受け身の姿勢でボーッと待っているのとでは大違い。頭の活性度は雲泥の差になります。


次に「身体」です。

一見地味ですが、立って行う作業であり、物を持ち上げる・運ぶ、切る、練る、混ぜるなど屈曲、伸張、回旋など多様な動きがあります。

多くの筋肉を刺激することになりますし、特に男性にとっては日頃使わない筋肉を刺激する良いチャンスとなります。


最後に「心」です。

素材をそろえてものを作る緊張感、出来た物がおいしいのかそうでないのか？など、ワクワク・ドキドキ感があり、心が揺さぶられます。

テレビドラマなどでワクワクドキドキすることもありますが、それは受け身のもの。自分の行動によるものとは、刺激が全く違います。

こうしたワクワク・ドキドキ感はテストステロンを上げ幸福感をもたらし、脳の活性化にもつながります。

なおうまくいった時ばかりではなく、失敗した時も、こうした好影響は得られます。

また、パートナーなど一緒に作業を行う方があれば、コミュニケーションをとりながら進める必要が生じるため、その負荷により幸福度は増すことも期待できます。

シニアになったからこそ、「男子厨房に入るべし」を意識してみてはいかがでしょうか。

第4章

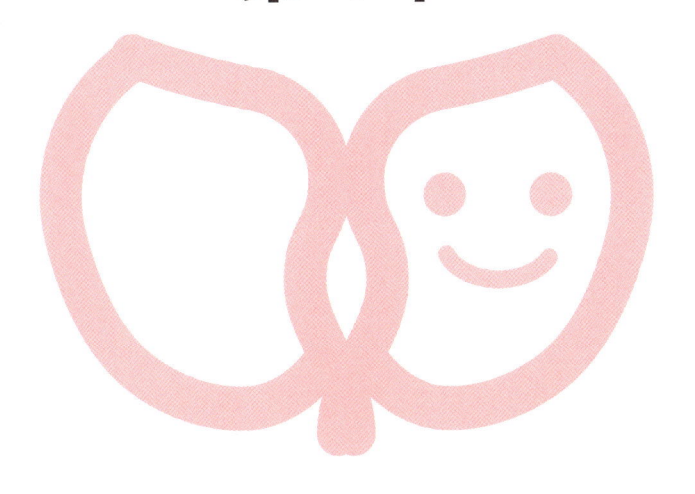

オトコらしさはこの「ホルモン」で決まる

若く見える人は長生き。ホルモン分泌は見た目でわかる

若々しさの理由も、あのホルモンだった

前章までは、男性更年期の症状を軽くし、前立腺の健康を保つための知識をお伝えしてきました。

この章ではそれに加えて、いつまでも男らしい活力を維持し、周りから若々しく見られるための知識をお伝えしたいと思います。

さて、「若く見える人」「老けない人」は、何が違うのでしょうか？

結論からいえば、それは男性ホルモン「**テストステロン**」の量の違いです。

肌のハリ、つや、そしてたるみ。テストステロンは、肌の見た目に深く関わっています。

またテストステロンは、伸びた背筋や快活な動作に欠かせない、筋肉や骨の機能にも関わっています。

こうした役割により、テストステロンは外見の若さに重要な役割を果たしているのです。

テストステロンと肌、３つの関係

テストステロンがなぜ肌と深く関わっているのか、もう少し詳しく見ていきましょう。

１つ目の理由は、「皮膚の厚さを増加させる」です。

テストステロンは皮膚の厚さを増加させることが示されており、これによってより若く見える可能性があると考えられています。

２つ目は、皮脂の分泌です。

テストステロンは皮脂腺の活動を促進します。肌の保湿を助け、つややかさをもたらします。一方、過剰な皮脂の分泌はニキビのリスクを増加しますので、バランスが大切です。

3つ目は、肌の細胞の活性化です。

肌の細胞、特に線維芽細胞と呼ばれる細胞は、皮膚の機能を保つ上で欠かせません。コラーゲンやヒアルロン酸などの生成とメンテナンスを行っており、いわば肌の再生工場としての働きを持っているためです。

テストステロンは、その線維芽細胞を活性化します。肌の修復や再生がスムーズに行われるため、肌のたるみや老化の防止に役立ってくれるのです。

テストステロンと筋肉、そして骨の健康

第2章でもお伝えしましたが、テストステロンは筋肉の成長や維持にも大きな役割を果たしています。

筋力は加齢と共に減少しますすから、放っておくと動きも弱々しくなり、また太りやすくなってしまいます。そうならないためにも、テストステロンの分泌をできるだけ維持することが大切です。

また、骨密度も重要です。

テストステロンは骨の形成を促進し、骨密度を維持する役割を果たします。

適切な骨密度はスッキリと伸びた背筋につながり、見た目の若々しさにもつながります。

骨折リスクの低下にもなり、活動的な生活を長く送るためにも有益です。

「いつもイライラ」で独りぼっち。老後の沙汰もホルモン次第

なぜ歳をとると、怒りっぽくなるのか？

近年、「いつもイライラ」している老人の話も聞くようになりました。「キレる70代」といった記事の見出しを見たことがある人も、多いのではないでしょうか。

人生１００年時代と言っても、加齢と共に心が狭くなってしまうのでは寂しい限り。歳を重ねるほど「中身」も充実していきたいものですね。

さて、こうした「イライラ」は心や人格の問題と思われがちですが、実は体内の「ホルモン分泌」の問題であることが多いことは、意外と知られていません。

ここでも、ポイントとなるのは体内のテストステロン濃度。

高齢になるとテストステロンの量が減少して感情の制御が難しくなり、つい怒ったり、キ

レてしまうことが増えるのです。研究でもテストステロンの不足が、イライラの増加と関連していると報告されています。

認知機能の低下が、孤立に拍車をかける

テストステロンは、認知機能にも関与しています。不足すると注意力や集中力の低下、情報処理の遅れ、記憶力の低下などを引き起こしますので、高齢の男性は日常生活の中で社会的な対応が難しくなってきます。

テストステロンの影響に加えて、脳の老化の問題もあります。加齢によって前頭前野の一部の機能が低下することで、感情のコントロールが困難になりがちなためです。

イライラと認知機能の低下、そして脳の老化。こうした影響が重なることで感情のコントロールが難しくなり、家族や周囲とのトラブルが増え、孤立も深まってしまいます。

その結果が、独りぼっちの孤独な老後なのです。

イライラおばあさんが少ない理由

さて、世の中に「イライラおじいさん」は多いですが、「イライラおばあさん」の話はそれほど聞きません。実はその理由も、テストステロンで説明できます。

女性はテストステロンがもともと少ないため、更年期に大きく減少することがありません。もちろん女性も更年期に心身に大きな変化が起こりますが、テストステロンの変化の度合いが男性とは違うので、イライラの強さや頻度も異なるのです。

つまり、更年期の男性はよりイライラしがちであり、テストステロンについて無関心では済まされない、ということです。

しかし残念なことに、男性の更年期は女性よりも徐々にホルモンバランスが崩れていくため、気づいたときにはすでに、大事になっていることが多いもの。「イライラおじいさん」にならないためにも、日頃からホルモンバランスへの関心を高めることが大切です。

08 「加齢とともに穏やかになる」は間違いだった

老後の性格は、若いうちに決まる！

こう考えてくると、昔から言われる「加齢とともに、人は穏やかになる」というのは、人生100年時代ではむしろ、逆になってくるのかもしれません。

人生の経験や知恵が増えて、人格が円熟してくる面は確かにあると思います。

しかし一方では、老後が長くなるにつれて加齢の影響がより大きくなり、今までの常識が通用しないことも増えていくのでしょう。

ではどうするか？ということですが、やはりできるだけ若いうちから意識を高め、対策をするに限ります。

具体的には、この本でこれまでお伝えしてきた睡眠や運動、栄養に配慮した生活習慣です。これらを50代のうちから心がけていければ、歳を重ねても感情をコントロールしやすく、認知機能も維持しやすくなっていきます。

人間関係も円滑になりますから、「居場所がなくなってマイホームなのにアウェイ」などといった、現代社会ならではのリスクを減らすことができるでしょう。

歳をとってからでも、諦めない

もちろん、すでに歳をとっているからといって、遅いということはありません。第2章でもお伝えしましたが、筋肉は歳をとっても、何歳からでも増やすことができますから、それに伴ってテストステロンの分泌も増やすことができます。テストステロンが増えれば、それが筋肉の成長を促進するという相互作用も得られます。

遅過ぎるなどということはありません。思い立ったときが、絶好の始め時。今日から、感情のコントロール能力を高める生活習慣を、実践していきましょう。

元気なシニアに、社会に関わり続けている人が多いワケ

社会活動と元気の関係とは？

老後も若々しく元気でいるためには、社会的な要素も大切です。
実際、元気なシニアの方は、社会に関わり続けている人が多いのです。

快活な暮らしを維持している高齢男性の特徴には、次のようなものがあります。

(1) 社会的なつながりを持っている
(2) 運動、食事、睡眠に関して健康的なライフスタイルを維持している
(3) 新しいことに挑戦する姿勢を持っている

こうした社会的な要素にも、やはりホルモンの「テストステロン」が関わっています。研究でも、テストステロンと社会的つながりの間に相関があることがわかっていますし、テストステロンレベルが高い男性は、社会的なリーダーシップの役割を担いやすいことも報告されています。

またテストステロンは別名「闘争のホルモン」とも言われる通り、冒険心や挑戦心を促進する効果があります。

テストステロンは筋肉量の維持や骨密度の調整にも関わっていますから、健康の面から社会活動を支えている、という側面もあります。

シニアになったら、意識して一歩を踏み出そう

一般に日本人男性はコミュニケーションをとるのが苦手と言われています。

歳をとれば適応能力や情報処理能力も落ちますから、ますますその傾向が強まることもあるでしょう。

しかしあえて、そこで一歩を踏み出してみるのも、若々しく元気に暮らしていくためには大切なことです。

やりがいを感じる仕事を見つけるのもよいでしょう。もちろん、奉仕活動だって立派な社会的活動です。

シニアになっても、いやシニアになったからこそ、より積極的に社会に関わり続けていきたいものです。

歳をとったから遊ばなくなるのではなく、遊ばなくなるから歳をとるのだ

歳をとればとるほど遊びが大事

「遊び」は、シニアにとって大切なのに、あまり重視されていないことの1つです。

遊びや趣味活動を楽しむことは、身体的な健康や精神的な健康に良い影響を与えます。遊びを通じてストレスを軽減でき、テストステロンも良好なレベルに保たれやすく、社会的なつながりも深めやすくなり、心身の面でも社会的な面でも好影響があります。

逆に言えば、遊びが減ることで、身体的なホルモン分泌に悪影響があり、テストステロンが減るとも言えます。肉体的にも社会的にも活動が減ることで、ますます遊ばなくなるという悪循環も起こります。

新しいことにチャレンジしなくなり、外出も減って引きこもりがちになり、心身ともに活力が失われていってしまうでしょう。

元気体質になるコツ

老け込まないためにも、シニアこそ多いに遊びましょう。

新しい趣味を見つけるのもいいですし、頭を下げて習い事を始めてみるのもよいでしょう。

もし今元気がなくても、思いきって最初の一歩を踏み出しましょう。

活動すれば、テストステロンなどのホルモンの分泌量が変わります。それは「気持ち」を変えますから、「行動」にも変化が起こります。

最初の一歩は重くとも、次の一歩は少し軽くなります。刺激を受けることで、ドーパミンやβエンドルフィンなどの幸福感をもたらすホルモンも分泌されます。少しずつでも行動をすることで、ますます行動しやすくなってきます。

気がつけばあなたも、「元気体質」になっていることでしょう。

08

更年期のマイナスは、良い方向に逆転できる

シニアの元気は取り戻せる

結論から言いましょう。

更年期によって起こる「心と身体へのマイナス」は、良い方向に逆転できます。

なぜなら、これらは大半が、テストステロンの低下によって起こることだからです。
この本に書かれているさまざまなテストステロン分泌の考え方、具体的方法を実践していただくことで、男性更年期の症状が和らぎ、前立腺の機能低下を予防できます。むしろ、さらに上の状態にもっていくことも十分可能です。

たとえば更年期の身体的な変化で言えば、筋力が減少したり、疲れやすくなることなどは逆転可能です。

テストステロンレベルが上がることで筋力が以前よりもアップし、エネルギーレベルも昔よりもさらに向上できる可能性が十分あります。

また更年期の精神的な影響で言えば、自信の低下や抑うつ症状も、ホルモンバランスが整うことで気持ちが変わり、それが行動の変化につながります。ここが変わることは、すなわち性格が変わることでもあります。若い頃よりもむしろ人間関係や、社会環境が充実することも、十分起こり得ることです。

性的機能についても同じです。

性的欲求が減退したり、ＥＤ（勃起不全）などで性的機能が落ちていたとしても、テストステロンの分泌量を戻すことができれば、「老いてなおますます盛ん」になることも、決して絵空事ではないのです。

シニアの元気復活は、ちょっとした心がけで変わる

50歳からの元気復活のために、特効薬はありません。

私たちにできることは、日々の生活習慣を変えることだけ。

でも、コツをつかめば簡単です。日々、ちょっとした心持ちを変えるだけでいいのですから。


たとえば、わくわくすることを追求すること。

これは生活に活力と喜びをもたらす重要な要素です。

新しい趣味や挑戦、興味深い活動に参加することで、脳が刺激され、ポジティブな感情が増加します。生活にエネルギーを与え、抑うつ症状の予防や軽減に寄与します。


あるいは、コミュニケーションを増やすこと。

社会的な交流や関係性を促進し、精神的な健康にプラスの影響を及ぼしてくれます。性別や年齢など関係ありません。

コミュニケーションや交流を通じて新しい経験を得たり、楽しい時間を過ごすことで自己評価が向上し、人間関係の質が高まります。

そして前にも書きましたが、積極的に社会との関わりを持つことです。研究でも、社会的な関与は心身の健康に良い影響をもたらすことが示されています。孤立感を減少させ、ストレスを軽減し、幸福感を高める効果が期待できます。

シニアの元気復活は、ちょっとした心がけで変わります。

ぜひ最初の一歩を、踏み出していきましょう。

元気ホルモンを引きだす5つの質問

ここで、元気を引き出すためのきっかけをお伝えしましょう。
「元気ホルモンを引きだす5つの質問」です。

質問1　いざ退職。仕事していた8時間を何して埋めますか？
質問2　この1カ月で「面白かった〜」と何回言いましたか？
質問3　最近、「よし、うまくいった」と納得できたと感じたことはありますか？
質問4　居心地の良い所はどこですか？
質問5　「どうせダメだから」と思うことはありますか？

これらの質問を自分自身に問うことで、心の健康やポジティブさを客観的に見直すことができます。ポジティブさはテストステロンのバランスと相互に関連していますから、その活性化と健康な生活を促進する一助となります。
それぞれ、見ていきましょう。

質問１　いざ退職。仕事していた８時間を何して埋めますか？

これは、退職後の充実感や目標を探る質問です。あなたが新しい生活スタイルを構築しようとしているかどうかを知ることができます。

もし質問になかなか答えられないか、答えた項目が少ないようであれば、それを増やすことを考えましょう。

質問２　この１カ月で「面白かった〜」と何回言いましたか？

楽しい瞬間や、ポジティブな体験への評価を高めるための質問です。
自分の中で評価が高まれば、ポジティブな感情や楽しみを感じる体験を求めるようになりますので、頻度を増やすことにつながります。

質問3　最近、「よし、うまくいった」と納得できたと感じたことはありますか？

これは、達成感や自信を感じる瞬間について問いかける質問です。
ポジティブな感情や自己評価の強さを知ることで、今後の改善のきっかけとなります。

質問4　居心地の良い所はどこですか？

リラックスや心地よさを感じる場所を探る質問です。

それを知ることで、ストレス解消やリフレッシュの方法を知ることにつながり、行動が変わりはじめます。

質問５　「どうせダメだから」と思うことはありますか？

ネガティブな思考について問いかけることで、自己評価や対処方法を見直すきっかけになります。

楽しいことに積極的に取り組み、新たなことに挑戦し、自己評価を向上させるためのきっかけとして、質問を活用してほしいと思います。

健康を気にし過ぎるとかえってマイナス？

男性更年期を改善する考え方や方法について、さまざまな角度からお伝えしてきました。

ただ昔から「過ぎたるは及ばざるがごとし」ともいいますから、気にし過ぎは控えたいもの。

健康を気にしすぎること、それ自体がストレスの原因となり、社会的な活動を制限してしまうことがあるからです。

たとえば楽しい会合で、食事を極端にえり好みしてしまうのは、コミュニケーション上もよろしくありません。

それが孤立感を感じることにつながってしまえば、ストレスホルモンも分泌されますし、今後の楽しい機会を失うことにもなってしまいます。

また適度な運動は好ましいものですが、やり過ぎると疲労も溜まり、身体にダメージを与えてしまいます。

心身のストレスからやる気が減退してしまい、健康的な生活習慣が続かなくなってしまうのでは、元も子もありません。

このように、健康を気にし過ぎることは、逆効果になる可能性もありますから、なにごともほどほどに。「健康至上主義」には陥らないようにしましょう。

健康の知識も余裕をもって受け止め、自分のペースで活用していくこと。

それが、円熟したシニアの賢い立ち回りと言えるでしょう。

少しばかり危なっかしい方が脳を活性化する

利き手の逆を使ってみる

元気回復に役立つ、ちょっとした生活のコツをお伝えしましょう。

それは、「利き手の逆を使ってみる」ことです。

慣れないうちは戸惑ったり、ちょっと危なっかしい場面もあるかもしれません。しかしそれくらいのほうが、脳が活性化されます。

普段とは違う側の手を使うことで、たとえば次のような効果が得られます。

・新たな神経経路が形成される

慣れない側の手を使うことで、脳の異なる部位がつながって神経経路が作られ、認知能力も活性化されます。

・脳の可塑性が促進される

脳の可塑性とは、新たな神経ネットワークが築かれることです。繰り返し行うことで、一過性ではない、持続的なネットワークが構築されます。

いつもとは違う刺激に対して脳が適応し、変化に対応する能力がアップするほか、認知機能も向上します。

・認知機能へのよい刺激になる

少し日常とは違う活動は、脳にとってみれば非日常的、もっといえば冒険的な活動と認識されます。

注意力、問題解決能力、判断力などの認知機能に、よい刺激となります。

・心地よい不安になる

適度なストレスは、脳を興奮させ活性化します。

逆の手を使うことで少しの不自由があり、それは適度なストレスとなって好影響を生み出すことがあります。

いかがでしょうか。

いつもと同じ日常でも、ちょっとした工夫で脳に大きな刺激を与えることが、おわかりいただけたものと思います。

中高年の男性の脳を活性化し、認知機能を刺激するための方法として、ご参考になればと思います。

「褒めてくれる人」は、あなたを若返らせてくれる宝

中高年になったら、褒め言葉を素直に喜ぼう

あなたは褒められると、照れてしまう人でしょうか？

もし仮に、これまでそうだったとしても、50歳を過ぎたらちょっと対応を変えてみませんか。**褒められたら素直に喜びつつ、感謝の意を伝えるようにする**のです。

なぜなら褒められることも、テストステロンの分泌を活性化するからです。

その好影響は、こう働きます。

「褒められ、認められるとテストステロン値が上がる↓毎日が楽しくなる↓元気になる」。

さらには、「褒め、認めてくれる人の横にいると幸せになり↓もっと褒めてくれる、もしくは認めてくれる人または環境を探そうとする」という流れも期待できます。

たとえば、次のようなものを探してみてはいかがでしょうか。

褒めてくれる回数が多い絵画教室や、書道教室などのサークル。朗らかで心地よく、認めてくれ褒めてくれる人がいる喫茶店などです。

なお、何よりも素晴らしいのは、毎日褒めてくれる人がそばにいること。

その上、ハグすることができれば、テストステロンはさらに上がっていくことでしょう。

男性更年期の予防や数々の健康効果が得られますし、メンタル面で自信も向上しますからいいことずくめ。褒められ上手な中高年は、心身共にエネルギーが高まり、男らしさを維持しやすいのです。

褒められるためのコツ

ここで、「褒めてくれる相手がいない……」と思った方も大丈夫です。

実は、今あなたの回りにいる人が、そうなのですから。

たとえば、あなたのパートナー。

まずあなたが「褒める側」になることから始めましょう。相手が喜んでくれたなら、嬉しい気持ちになり、あなたが褒められる機会も自然と増えます。あなたを褒めてくれたなら、元気や健康を維持しやすくなるのですから、有り難いことです。

ぜひ積極的に、あなたから褒め、そして褒められるようにしたいものです。

たとえば最初は、髪形や服装などの外見について褒めることは、ハードルが低く始めやすいでしょう。

次は優しさや勇気、思いやりなどの、性格を褒めることにも、挑戦してみてください。

他にも相手の才能や努力、能力などなど、褒めることには事欠かないはずです。

そうやって相手のいいところを探すクセがついたならしめたもの。

最初は「褒められたい」という打算から始まったとしても、あなたはいつしか「相手のいいところを探す人」になっていきます。笑顔が増え、人が集まり、人間関係も円滑になりますし、セルフイメージも向上することでしょう。

そうした心持ちこそが、あなたに元気をもたらしてくれる財産です。

年とともに不安が増えた？
それ、テストステロンが減ってます

不安になるのはなぜか？

歳をとると、ふさぎ込むことが増えてしまう人もいます。

多くの人はそれを悩みごとに結びつけたり、自分の性格が原因だと考えたりしますが、実際は単にホルモンバランスが崩れただけのことも多いのです。

というのも、テストステロンが減ると、不安や抑うつ症状が増すからです。

また、テストステロンの減少は、認知機能や自己評価の低下にも影響を及ぼすことがわかっています。

つまり悩みを感じやすいホルモンバランスがまずあって、あとから悩みごとを関連づけて、不安になっているだけなのです。

シニアの悩みはこうして解消する

そうとわかれば、やるべきことは明確です。

テストステロンを増やす生活習慣。

これにつきます。


悩みごとが気になって、不安が湧いてきても、それは「**ホルモンのせい**」と考え、とらわれ過ぎないようにしましょう。

そして淡々とコツコツと、この本でお伝えしている生活習慣を実践していきましょう。

そうすればテストステロンの分泌量が増え、自信も元気も復活してきます。


やがて、「なんでこんなことで悩んでいたのか？」と不思議になるくらい、ポジティブさを取り戻した自分自身に気づくことでしょう。

再び、テストステロンを維持する食事について

日々の栄養がホルモンバランスの基本

ここで復習がてら、これまでお伝えしたテストステロン維持のための食事と運動について、軽くおさらいをしておきましょう。

「筋肉」については、第2章で詳しくお伝えしました。「握力・歩く速度・太ももの太さ」を健康の目安にしつつ、効率を求めるなら太ももに注目です。

最もお勧めなのはスクワット。無理なく家の中で「ながら運動」を続けていきましょう。さらに効果を上げたいなら、ウォーキングもとり入れると相乗効果が期待できます。

「食事」については第3章に詳しく書きましたが、ここでは摂りたい栄養素について再掲

します。

・亜鉛：亜鉛はテストステロンの生成に関係しています。牛肉、鶏肉、豚肉、ナッツ類（特にカシューナッツやアーモンド）など。

・ビタミンD：ビタミンDの不足は、テストステロン低下に関わっています。魚（サーモン、マグロ）、卵、キノコなど。

・脂質：細胞膜の材料である脂質を摂ることは、ホルモンのバランスをサポートします。オリーブオイル、アボカド、ナッツ類など。

・タンパク質：筋肉の成長を促進することで、テストステロンにも関係します。肉、魚、豆類、乳製品など。

日々の運動と食事の習慣を整えて、男の元気を維持していきましょう。

その他の、テストステロンを出すための生活習慣

この章の最後に、ホルモンバランスを整える、その他の生活のコツについてもお伝えしたいと思います。

(1) 1回30秒、胸を張って両手を大きく広げる

身体の動作は、脳に刺激を与え、ホルモン分泌にも影響します。

たとえば胸を張って広げる「パワーポーズ」と呼ばれるものの効果は、日常生活でもぜひ取り入れたいもの。

胸を張ったポーズを30秒間続けるだけで、テストステロンが増加したという報告があります。

またハーバード大学の社会心理学者、アミー・キュディの研究によれば、勢いのあるポーズをとった被験者はテストステロンが増加し、自己評価が向上することが確かめられています。

(2) ハグをする

身体的な接触も、脳やホルモンのバランスに影響することがわかっています。

たとえばハグ（抱擁）をすることで、愛情ホルモンと呼ばれるオキシトシンが分泌され、それによってテストステロンもまた上昇することがわかっています。

またストレスを感じるとコルチゾールというホルモンが分泌され、テストステロンの分泌が抑制されるのですが、オキシトシンはコルチゾールを減らす効果もあるため、さらにテストステロンの分泌が上昇する、という効果もあります。

研究でも、ハグをした後のカップルはオキシトシンが増加していることや、テストステロン濃度が上昇することが示唆されています。

(3) 絵画を見るより絵を描く、音楽を聴くより演奏する

受け身よりも、能動的な行動が鍵です。

なぜなら能動的な行動は、より多くの刺激を脳に与え、テストステロンの分泌を促すからです。

研究でも、単に絵画鑑賞や音楽鑑賞をするよりも、実際に絵を描いたり音楽を演奏したりするほうが、テストステロンの分泌が促進されることがわかっています。

もちろん、楽器や絵画の心得などなくても大丈夫。むしろ新鮮な方が、脳に良い刺激になります。歳を重ねてから新たなことを始めるのは、素晴らしいことなのです。

(4) やりたいことがあれば、年齢など気にせず実行する

前から気になっていたが、できなかったことは、誰にでもあるでしょう。そして年齢を理由に、諦めてしまう人も少なくありません。

実はそこが、歳をとっても男らしい人と、そうでない人の分かれ道の１つなのです。

マーサー大学が行った研究によれば、新しいことに挑戦することは充実感をもたらし、ストレスや不安を軽くすることがわかっています。

そして脳への刺激がポジティブな感情を促し、テストステロンの分泌も増やします。

やりたいことがあれば、年齢など気にせず活動に取り組む。

そうした姿勢の先に、元気なシニア生活が待っているのです。

⑸「一日中家で部屋着」はＮＧ。おしゃれして出かけよう

休日はくたびれた部屋着でダラダラ過ごす。

家にいる時間が長くなると、よくある光景ですね。

しかし男性更年期と無縁な生活を送るのであれば、そうした習慣も見直していきましょう。

外出して社会的な交流を持つことは、中高年男性のテストステロン分泌を増やすために大切です。

脳が刺激され、ポジティブな感情が増え、それによってテストステロンの分泌が促される機会が増えます。

研究でも、家にこもりがちだった男性がボランティア活動などの社会活動に参加することで、テストステロンの分泌が促進された、という報告があります。

その昔、「書を捨てよ、町へ出よう」という言葉を紹介したのは寺山修司ですが、50年以上前のこの言葉を、シニアになったあなたに、再び贈りたいと思います。

街に出ましょう。

そして男としての元気を取り戻し、快活な日々を過ごしてほしいと思います。

第5章

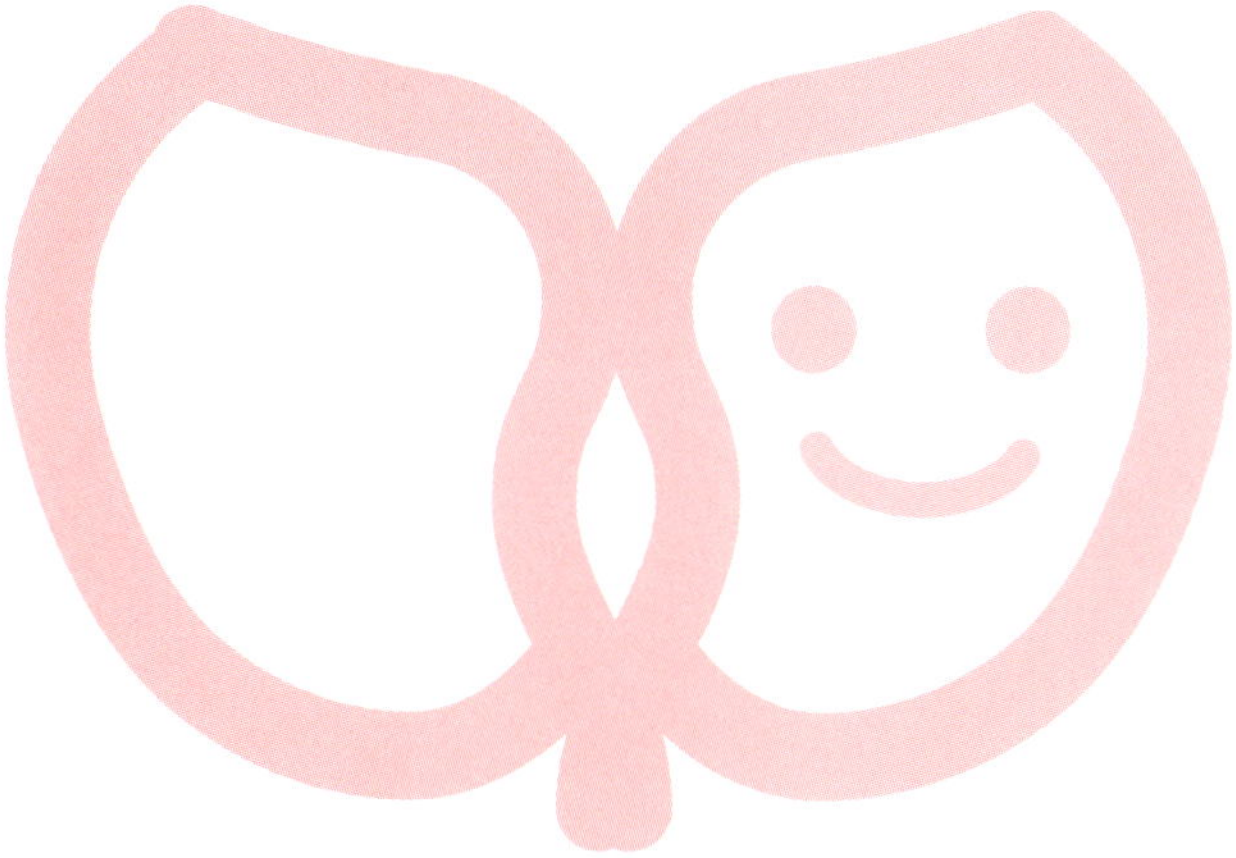

「前立腺」とうまく付き合う法

「1〜2滴だから」と、尿モレを受け入れてはいけない！

少量でも危機感を持つべき理由

顔を洗う時など、水に触れると急に尿意を感じもれそうになる。
突然の強い尿意で我慢することが辛くなり、もれそうになる。
シニアになると、こういう経験をすることが増えてきます。

これは何かというと、「過活動膀胱」と言われる病気です。
原因は膀胱が悪くなっていることなのですが、さらにその原因は、多くの場合前立腺肥大症が悪化することによって起こっています。継続して膀胱にストレスがかかることによって、尿モレも徐々に悪化していくのです。

ここで前立腺肥大症について、おさらいしましょう。

尿を作る腎臓を川の源泉と考え、尿の出口までを一本の川と考えると、前立腺が大きくなり、尿道を圧迫し、だんだん通りが悪くなった状態が前立腺肥大症です。

つまり尿の勢いが悪くなったということは、男性ホルモンの低下などで前立腺が大きくなり、尿道を押しつぶし始めているサイン、ということになります。

だから「たかが1～2滴だから、大丈夫」と、軽く考えるのは誤りで、「前立腺肥大症が進行し、過大なストレスを膀胱に与えている状態。今後更に尿モレが悪化することのサイン」と考え、早急に対処する必要があります。

なお尿モレには、いくつかの前触れとなる症状があります。

尿の回数が多い「頻尿」。そして尿に勢いがない「尿勢減弱」です。

これらは普通に生活していても起こることがありますが、50歳を過ぎたら膀胱の悪化や、前立腺肥大症が徐々に進んでいないかを、疑ってみるようにしましょう。

シニアならではのアンテナを立て、サインを見逃さないことが、男の健康には欠かせないのです。

男性400万人の病気「前立腺肥大症」とは？

改めて、前立腺肥大症とは

尿モレを悪化させ、膀胱にダメージを与える前立腺肥大症。

これまでもお伝えしてきた通り、男性の加齢と共に増加する病気です。60歳以上の男性の約5割、85歳以上では約9割もの男性がなるといわれています。

原因としては、加齢によってホルモンバランスが崩れることで、前立腺が大きくなることです。それが尿道を圧迫するため、排尿の効率が悪くなるという病気です。

頻尿によって夜間に排尿のために起きることが増え、睡眠の質が下がることにもつながります。また、睡眠時無呼吸症候群のリスク増加させることもわかっています。

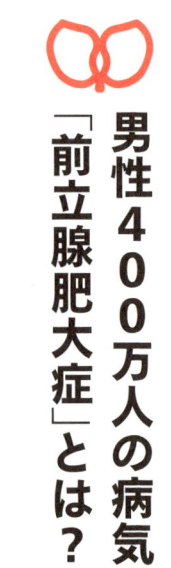

なぜ前立腺が大きくなるのか？

なぜ前立腺が大きくなるのでしょうか。

男性ホルモンであるテストステロンは、前立腺内でジヒドロテストステロン（ＤＨＴ）に変換されるのですが、このＤＨＴには前立腺の細胞増殖を促す働きがあります。そのため、刺激を受けた前立腺が肥大化するのです。

単にテストステロンを増減するだけではなく、その代謝物まで視野に入れる必要があるため、コントロールが難しくなってきます。

前立腺肥大のメカニズムについては、現代の医学を持ってしても、またわかっていない部分もあります。

そのため、「こうすれば良くなる」という対症療法はなく、生活習慣全体で心身を整えていくことが、遠回りのようでいて最短距離になるのです。

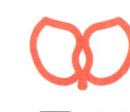

「尿モレ」「尿失禁」は、65歳以上では男性の方が多い

シニアでは男女比が入れ替わる

尿モレや尿失禁と聞くと、男女どちらが多いと思いますか？

一般的には、女性の方が多いイメージがあるかもしれません。というのも、女性のほうが尿道が短く形もまっすぐであることや、尿道の開閉をする筋肉も弱いため、尿失禁が多いとされているためです。

しかし実は、シニアでは男女が入れ替わります。

65歳以上においては、男性の方が尿モレや尿失禁が多くなってくるのです。

過活動膀胱のメカニズム

その理由も、やはり前立腺肥大です。

前立腺が大きくなり、尿道が圧迫されることで、膀胱にストレスが加わります。そのストレスが膀胱の反応を過敏にすることで、尿意とは無関係に収縮が起こり、尿モレや失禁が起こるのです。

これが過活動膀胱であり、そのメカニズムになります。

こんな時に尿モレが起こる

過活動膀胱になると、日常のほんのささいなきっかけでも、尿モレが起こります。

たとえば、顔を洗うときに水に触れるだけで、膀胱が反応して尿モレが起こることがあります。

あるいはトイレの看板を見ただけで、突然強い尿意を感じ、同時に尿がもれてしまうこともあります。

尿モレの男女比が、シニアになると逆転するお話をしましたが、その原因が男性特有の前立腺肥大と、それに伴った過活動膀胱ということです。

前立腺肥大症の治療は、薄毛やＥＤにも効果的

前立腺を治すと、好影響が広がる

前立腺について、すこし暗い話題が続いてしまいましたので、明るい話もしましょう。**前立腺肥大を治療していくと、薄毛やＥＤの悩みも解消する**、という話です。

その理由は、前立腺肥大の治療薬にあります。

たとえば前立腺肥大症の治療薬である「タダラフィル」はＥＤの治療薬であり、「デュタステリド」はＡＧＡの治療薬でもあります。

まずタダラフィルは、血管の筋肉を緩め血流を改善する薬です。

具体的には、血管や消化器官の壁にある平滑筋を弛緩させる働きがあります。血管が拡

張することで血流が良くなりますから、陰茎にもより多くの血液が流れ込み、EDの改善につながります。尿道周辺の平滑筋が緩むことで、排尿の際の流れも良くなります。

一方デュタステリドは、男性ホルモンである「ジヒドロテストステロン（DHT）」の生成を抑制する薬です。

前立腺細胞の中で、テストステロンをDHTに変換する酵素の働きを抑えることで、細胞の増殖を抑えて、前立腺を小さくする働きがあります。DHTの量が減れば、頭皮内で毛根を包んでいる毛包への悪影響も減りますので、毛髪に好影響が得られます。

薬を例として挙げましたが、生活習慣を通じてホルモンバランスを整えることでも、好影響が得られます。前立腺の状態が良くなるだけでなく、薄毛やEDも徐々に改善していきます。

前立腺のケアは、メリットが多岐にわたるのです。

男性で最も多いがんは、前立腺がん

男性のがんの比率は？

日本人の死因の第1位が「がん」であることは、よく知られています。
では、男性で最も多いがんが「**前立腺がん**」であることはご存知でしょうか？

厚生労働省と国立がん研究センターによる、2022年に公表されたデータでは、新たにがんと診断された男性のうち、部位別では前立腺がんが16・7％と、最多となっています。男性が前立腺がんにかかる確率は約11％、およそ9人に1人です。

ちなみに第2位は大腸がんで15・5％、第3位は胃がんで15・1％です。

シニアはより注意が必要

さらにシニア世代は、より注意をする必要があります。なぜなら、前立腺がんにかかる人数が急増していくからです。特に60歳以降の上昇は顕著です。

また前立腺がんは親がなると、子どもも同じくなりやすいことがわかっています。

近親者に前立腺がん患者がいる場合、子どもも前立腺がんになる確率は5・6倍も上がってくるため、そのあたりも意識しておきたいところです。


とはいえ、必要以上に恐れる必要はありません。

前立腺がんは部位としては確かに一番多いのですが、死亡率はそこまで高くないのです。2021年の部位別死亡数でみれば、前立腺がんは第7位。死亡リスクは1・6%であり、約61人に1人の割合です。部位別がんの5年相対生存率でも99・1%となっています。

日頃から前立腺を意識した生活をしていれば、早期発見や治療につながりますから、むやみに不安になることはありません。

早期発見のため、**PSA検査**を受けることをお勧めします。

水分を控えるともっと頻尿になる

尿の回数と水分量は、必ずしも一致しない

一般的なイメージでは、水分を控えれば、尿の回数は減ると思われています。
しかし実は、**水分不足が長く続くと逆に頻尿になるケースがある**のです。

そのしくみはこうです。
身体は水分のバランスをとろうとしますので、水分が少ないと尿を濃縮します。尿の量が減るので、最初は排尿の回数は減るのですが、それが長期間続いたり極度に濃縮されてしまうと、尿が膀胱を刺激し始めます。それによって逆にひどい頻尿になってしまうことがあり、これを「膀胱刺激症状」といいます。

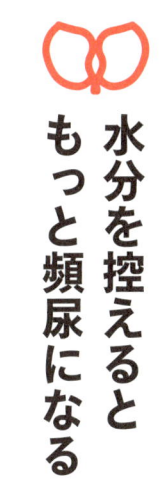

頻尿になるだけではありません。

腎臓の機能に障害が起こったり、尿路感染症や便秘のリスクも上がってしまいますから要注意です。

なお脱水のサインは、尿が少量で回数が多いことに加え、色が黄色いことも目安になります。

頻尿に悩んでも、安易に水分を控え過ぎるのは禁物。

やはり生活習慣全体で、前立腺をケアしてほしいと思います。

尿の通り道が１か所詰まっただけで、膀胱、腎臓、心臓が壊れることも

前立腺へのダメージは連鎖する

前立腺をケアしていただくために、もう少し気になる話を続けましょう。

前立腺が肥大すると、他の臓器に悪影響がある、というお話です。


これまでお伝えしてきたように、50歳を過ぎるとホルモンバランスの変化により、前立腺が肥大して尿路を塞ぐことがあります。

尿路が塞がれると、尿の流れが制限されますから、前立腺の真上にある膀胱にストレスがかかります。それによって尿モレなどの膀胱機能障害が起こるのですが、弊害はそれだけではありません。

膀胱のさらに上流にある腎臓にもストレスがかかるため、腎機能障害になることもあり

ます。

もし尿路の閉塞が続けば、その悪影響は心臓にも及ぶこともあり得るのです。

尿モレは、さらなる病気を防ぐためのサイン

そう考えると、尿モレはそれ以上の病気にならないための、「役立つサイン」と捉えることもできます。

「尿が出にくくなった、尿の勢いが弱くなってきた」という段階では、まだ前立腺肥大症の初期の段階です。

病状が前立腺だけに限定されているので、早い段階で生活習慣を改め、治療を行えば、それ以上の病気になることを防ぐことができます。

もう少し進んでしまった場合は、膀胱の機能に障害が起こってきますので、「頻尿や尿モレ」になってきます。これは過活動膀胱の状態であり、前立腺肥大症の患者さんの約6割が合併している病気でもあります。

この段階でも早めに手を打てれば、他の臓器へのダメージは極力防ぐことができるでしょう。

もしそれ以上進んでしまうと、腎後性腎不全と言って、腎臓を悪くすることにもなりますし、心臓にも悪影響が出てくる可能性があります。

すみやかに医師に相談するようにしましょう。

たかが尿の勢い、されど尿の勢いです。

日頃からチェックすることで早めに気づき、恥ずかしがらずに医師に相談することが、病気を未然に防ぐことにつながります。

前立腺肥大症が治っても、見落としがちな落とし穴

ここで、症状が良くなってきたときの注意点について触れたいと思います。

生活習慣を改善したり病院で治療することで、前立腺肥大症の症状は改善してきます。

ただ、夜間頻尿が続いている場合は、注意が必要です。

というのも、夜間頻尿の原因はさまざまであり、前立腺だけが原因ではないからです。

たとえば膀胱であれば、過活動膀胱の可能性もあります。

他にも睡眠時無呼吸などの睡眠障害や、長時間寝すぎている場合、あるいは飲酒などの場合にも夜間に排尿のために起きることになります。

こうした原因の可能性はないか、併せてチェックしたいものです。

一般的に夜間の排尿に起きることは、脳梗塞、心筋梗塞、骨折などのリスクを上げ、死亡率も増加することが報告されています。

前立腺のチェックは、１つのきっかけに過ぎません。

身体全体を視野に入れ，病気にならない元気な生活を維持していきたいものです。

シニアの生活の質を上げるコツは、前立腺肥大症とうまくつき合うこと

この章では、前立腺とうまくつき合う方法についてお伝えしてきました。

私たちは歳をとると、どうしても前立腺肥大症にかかる割合が増えてきますし、その重症度も上がる傾向があります。

50歳頃から症状が現れはじめ、60歳以上では約50％、70歳以上ではおよそ70％もの人がかかっている、というデータもあります。

しかし、治療を受けている人は、ごくわずか。1／4程度の方しかいないのです。

生活習慣をちょっと変えるだけで、前立腺肥大症は軽くなり、重症化を未然に防げる可能性も上がります。

日頃からチェックをしていれば、早期発見によって重症化も未然に防げます。

なにより、いつまでも若々しく元気に、高い生活の質を保てます。

全ては、日頃の心がけ次第です。

そのために必要な情報をこの本に詰め込みましたので、ぜひ今後も折にふれてご再読いただければ幸いです。

この本を手に取ったあなたが、ますます元気な今後を送っていただくことを祈念し、筆をおきたいと思います。

おわりに

この本をお読みいただき、ありがとうございました。

男性は女性と違って更年期の自覚に乏しいです。

そのため、600万人もの日本人が、男性更年期に悩み続けているといわれています。

50歳といえばまだまだ働きざかりで、人生100年時代からみれば、また折り返し地点に過ぎません。

しかし眠りも浅くなり、理由もなくイライラ・不安が募ってくる人も多く、日々の生活に影を落としている人がこれほど多くいることは、看過できない大きな問題です。

社会的にも重要な役割を果たされている人が多い50代。そうした方々の元気がなくなることは、日本にとっても大きな損失です。

こうした想いから、本書では生活習慣に焦点を当て、かつての元気を取り戻していただくべく、具体的な方法をお伝えしました。

前立腺とホルモンを生活習慣を少しづつ変えていくことでケアしていきましょう。そうすれば、かつての「元気」を取り戻すことは、十分可能なのです。

高齢化の時代、一人一人の中高年男性の「元気」の回復が、日本の「元気」に繋がることを願ってやみません。

最後に、日々の診療を支えてくれているクリニックのスタッフ、そして私の家族に、この場を借りて感謝いたします。

二〇二五年三月吉日

持田 蔵

持田 蔵（もちだ おさむ）

医師／医学博士　日本泌尿器科学会 専門医／指導医
日本泌尿器内視鏡学会 前立腺肥大症手術ライブデモンストレーター

大分大学医学部卒。昭和63年九州大学泌尿器科入局後、国立福岡中央病院、九州中央病院、国立九州医療センター等多くの医療機関で研鑽を積む。平成18年、満を持して西南泌尿器科クリニックを開業。前立腺肥大症に対する手術治療「ホルミウム・レーザー前立腺摘除術（ＨｏＬＥＰ）」の専門医として治療にあたる傍ら、学会、講演などの活動も精力的に行っている。

また世界でも数少ない手術のライブデモンストレーターとして、海外の医師（米国、スペイン、韓国等）の訪問を受け入れ、指導も行っている。中高年男性の元気についての取材依頼や講演も多く、読売新聞掲載「ヨミドクター」や市民公開講座「50歳からのオトコのトリセツ」などの講演も多数。著書に『前立腺肥大症をスッキリ治す本』（マキノ出版）がある。

チャンネル名：「オトコのトリセツ」URL：https://www.youtube.com/@moco1952

Special Thanks to:

企画・編集協力：
樺木 宏
（株式会社プレスコンサルティング）

健康長寿《けんこうちょうじゅ》の人《ひと》が毎日《まいにち》やっている
前立腺《ぜんりつせん》とホルモンにいいこと

二〇二五年（令和七年）四月二十五日　初版第一刷発行

著　者　持田 蔵
発行者　竹内 尚志
発行所　株式会社自由国民社
東京都豊島区高田三―一〇―一一　〒一七一―〇〇三三
電話〇三―六二三三―〇七八一（代表）
造　本　JK
印刷所　株式会社光邦
製本所　新風製本株式会社